患者に愛される

開業医に必要な3つのチカラ

金子元英

KANEKO MOTOHIDE

幻冬舎MC

患者に愛される
開業医に必要な3つのチカラ

はじめに

医師にとって患者とのコミュニケーションがこれまでよりも重要になってきています。その背景には口コミサイトの普及があります。患者側が医師の対応に不満を感じてしまえば、口コミサイトにマイナスの評価を書かれてしまうことは珍しくありません。

実際、医師に対する書き込みは患者にとっての大きな判断材料になっており、インターネットメディアを運営するサイジニア株式会社が2020年に実施した病院探しについての調査（複数回答可）では、約4割が口コミ・比較サイトを挙げています。

つまり、せっかく最新の設備を導入したり新しい治療方法を取り入れたりしていても、「説明が不十分」「話を聞いてくれない」「無愛想な先生」などコミュニケーションに関する医師への悪い評価があると、選択肢から除外されてしまうことは少なくないのです。

私は埼玉県川口市で約20年間、リウマチに関する専門診療と総合診療のクリニックを経営しています。常に目の前の患者一人ひとりの話をよく聞き、症状や原因を決めつけずに複数の可能性をもって診療にあたることで、「先生に診てもらえれば安心」といった声をいただくなど地域住民からの評判も上々で、1日あたりの平均外来患者数は約150人、多い日は約200人を数えます。

私自身、これまでのクリニック運営では患者とのコミュニケーションを重視してきました。しかし限られた診療時間で単に話をしたり、聞いたりするだけでは患者との適切で十分なコミュニケーションは取れません。そこで私が重視したのはコミュニケーション時の3つのポイントでした。具体的には「傾聴力」と「分析力」、そして「関係構築力」の3つです。

傾聴力とは同意・同調に走らない、情報収集のためのスキルです。医師は患者から情報を引き出しつつ、必要な情報とそうでないものをより分けられなければなりません。そのため早合点するのではなく、相手の話をしっかり聞きとり診断のために重要な情報を見極め、整理する力が必要です。

分析力とは診療にあたって既存の仕組みに縛られることなく、一見あり得ないと思われる可能性についても検討し、目の前の患者を第一に考え、柔軟な姿勢で診断することです。関係構築力は患者との良好な関係性を築くためのスキルを指しています。時には数十年単位で患者との関わりが続くクリニックで、開業医に特に求められるものであると思います。長期にわたる関係性と信頼があってこそ聞き出せる話、一人ひとり異なる患者のためを思って判断できることはたくさんあります。単に症状から診断して対処するのではなく、患者の本音や隠れた特有の悩みを引き出すことで、より良い治療へ導くことができると考えています。

そこで本書では医師に必要な3つの力について詳しく解説し、地域に必要とされるクリニックとはどのようなものであるか、そして多くの患者から愛される医師像とはどのようなものかについて、私自身の取り組みも交えながら記していきます。本書が一人でも多くの医師、医療関係者にとって、患者とのコミュニケーションのヒントとなれば著者としてこれ以上うれしいことはありません。

目次

はじめに　3

第1章　下がり続ける診療報酬、都市部での競争激化、口コミ評価の普及――。開業医が生き残るのは難しい時代

2023年の診療所の倒産件数は過去最多　14
診療所の経営を圧迫する医療制度　16
わずかなプラス部分は人件費などに充当　18
苦境に立たされる開業医　20
コロナ禍で顕著になった医療機関の二極化　23
口コミサイトに振り回される診療所　26
一貫して増え続ける診療所のなかで生き残るには　30

第2章

患者に選ばれなければ生き残れない 医師に問われるのは3つのチカラ

競争が激しい診療所間で差別化を図るには 34
医療機関の満足点は「医師の信頼度」が最多 36
開業して20年間磨き続けた、患者に選ばれる「3つの力」 40
3つの力は相互に作用し合うことで効果を発揮 41

第3章

同意・同調に走ってはいけない 主訴を的確に見極めるために必要な「傾聴力」

優れた内科医は7～8割の病気を問診で診断する 48
最初の段階は、選別せずにとにかく情報収集に注力する 49
専門外のことにも興味を持つ姿勢が重要に 52
高齢患者は複数の臓器にまたがる病気を持つことも 56
臨床心理士による聞き方と開業医の聞き方は異なるものである 58

同意・同調すると医師に対して依存してしまうことも　60
必要な情報だけを集めようとするとかえって効率が悪くなることも　62
「すべての症状を医師に伝えてください」と院内に掲示　67
オープン・クエスチョンとクローズド・クエスチョンを使い分ける　69
医師自身の先入観が診断エラーを生み出すことも　71
正確な診断を妨げる「バイアス」と「ノイズ」とは？　73
医師自身が先入観や偏見に気づいてそれを排除する努力が必要　75
偏見に気づかずに文献を読んでも、都合が良い情報が増えるだけ　78
ディベートにはさまざまなメリットが　79
臨床医に必要とされるのは情報収集としての傾聴力　82

第4章
検査データのみにとらわれてはいけない
患者のエラーに柔軟に対応するために必要な「分析力」

医学の世界を支配するレギュレーション　86
一般的な回答から外れる「患者エラー」が存在する　88

矛盾を拾って、患者の症状や訴えと突き合わせていく　91
一定のルールに則って判断するだけならばＡＩに勝つことはできない　93
検査データには物語がある　95
ＡＩは「正常だけれど異常」という事態を発見できない　97
矛盾を矛盾のまま放置してはならない　99
多くの情報を基に仮説を立ててから紹介する　102
リウマチの治療でがんを発見　104
矛盾を見過ごさず正しい病名にたどり着く　108
非常識だと思われる判断も数年後にはスタンダードになる　112
開業医だからこそできる自由な診療　117

第5章

目先の関係だけを見ていてはいけない
地域に根を下ろす開業医に必要な患者との「関係構築力」

高齢化が進む中で求められる長期にわたる患者との関係構築　122
ライフステージの変化に寄り添う診療が必要に　124

関係性を構築しておけば、すぐに異変に気づくことができる　128
死に向き合ってこそ今を精いっぱい生きられる　130
人間関係を円滑にする笑いの効用　133
正論よりも笑いで励ますほうが良いこともある　136
自分自身の体験も交えて話す　139
泣きたいときは思い切り泣くことも大切に　141
患者との関係構築にはルールやレギュレーションは無意味なことも　144
相手の価値観に合わせて伝え方を変える　146
時には患者と本気で向き合い喧嘩をすることも　150
患者の言うとおりにして失敗した苦い思い出　157
自分自身も胸襟を開くことが重要に　162
「会いたかった」と言ってくれた認知症のGさん　165
忘れられない患者についた嘘　168

第6章　良医になるには、患者から育ててもらうことが必要不可欠 3つのチカラを磨き地域で長く愛される

私を育ててくれた最大の師は患者　174
一人ですべてをできるわけではない　176
階段を上り下りし、病気に立ち向かう姿を見せてくれたIさん　180
患者のためにはほかの医師と戦うことも　183
患者を最後まで責任を持って診る「覚悟」　184
たとえ話で思わぬ誤解を呼んだJさんでの失敗　187
最後に医師を守ってくれるのは患者である　192

おわりに　194

第1章

下がり続ける診療報酬、都市部での競争激化、
口コミ評価の普及——。

開業医が生き残るのは難しい時代

2023年の診療所の倒産件数は過去最多

昨今、診療所を含む医療機関の経営に逆風が吹いています。帝国データバンクの「『医療機関』倒産動向―全国企業倒産集計2024年1月報」によれば、2023年の医療機関の倒産件数は41件で、2年連続で医療機関の倒産としては多いとされる40件を超えました。

2020年、2021年はコロナ関連の補助金の下支えによって倒産件数が抑えられたものの、補助金の支援効果が薄れてきた2022年頃から反動で倒産件数が急増し、2年連続で増加しています。

また、医療機関の中でも特に診療所の倒産が多い傾向が続いています。同集計では医療機関を病院、診療所、歯科医院に分けて調査していますが、41件の内訳は病院がたったの3件に対して診療所は23件、歯科医院が15件と、診療所は病院の7倍以上の倒産件数となっています。2014年以降の数字を見ても、病院の倒産は例年一桁台にとどまる中で、ほとんどの年も診療所の倒産が最も多くなっています。

医療機関（病院・診療所・歯科医院）倒産件数　比較

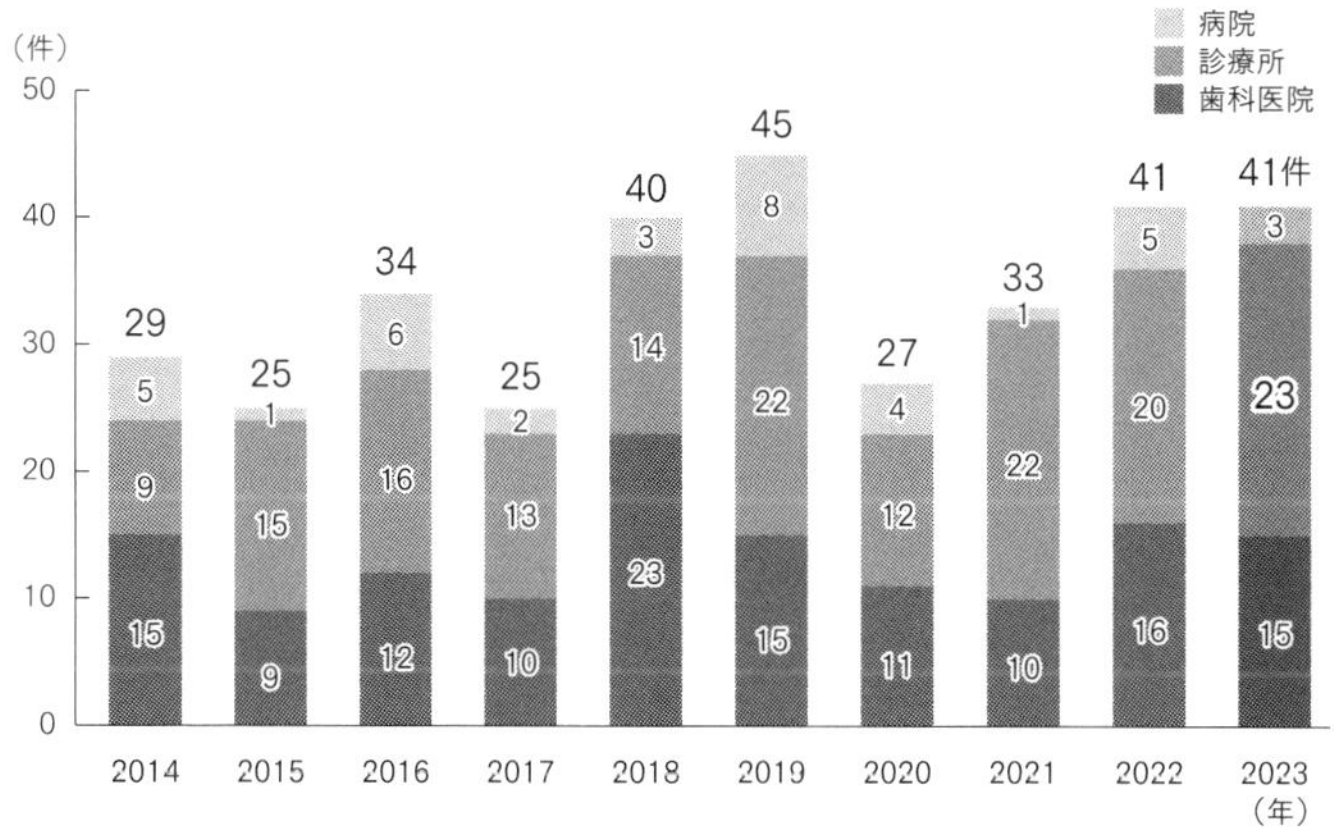

帝国データバンク「『医療機関』倒産動向―全国企業倒産集計2024年1月報」より作成

医療機関の倒産件数の内訳と負債総額

	病院	診療所	歯科医院	件数合計	負債総額（万円）
2014年	5	9	15	29	18,485
2015年	1	15	9	25	4,893
2016年	6	16	12	34	23,571
2017年	2	13	10	25	16,150
2018年	3	14	23	40	14,030
2019年	8	22	15	45	22,371
2020年	4	12	11	27	7,156
2021年	1	22	10	33	9,403
2022年	5	20	16	41	18,919
2023年	3	**23**	15	41	25,372

帝国データバンク「『医療機関』倒産動向―全国企業倒産集計2024年1月報」より作成

さらに、こうした傾向は今後も続くことが予想されます。同集計では、「2024年の医療機関の倒産も引き続き高水準で推移することが予測される」としています。特に診療所については、経営者の高齢化や健康問題などを理由に事業継続を断念する施設が増加するとも分析しています。

診療所の経営を圧迫する医療制度

診療所が厳しい経営状況に置かれている理由はさまざまです。少子高齢化で社会保障財源が厳しさを増していることや人口減少による患者数の減少、コロナ禍を経て患者の受診行動が変わったこと、物価高などの運営コストの増加、職員不足など多岐にわたります。

医療制度の問題もあり、近年では特に診療報酬改定が経営を圧迫する要因となっています。医療従事者の中で極めて注目度の高い診療報酬改定ですが、2024年度の改定では医師の技術料や医療者の人件費などにあたる本体部分がプラス0・88%、薬の価格である薬価等がマイナス0・96で、全体ではマイナス0・08%のマイナス改定となりました。なお、

診療報酬の改定率の推移

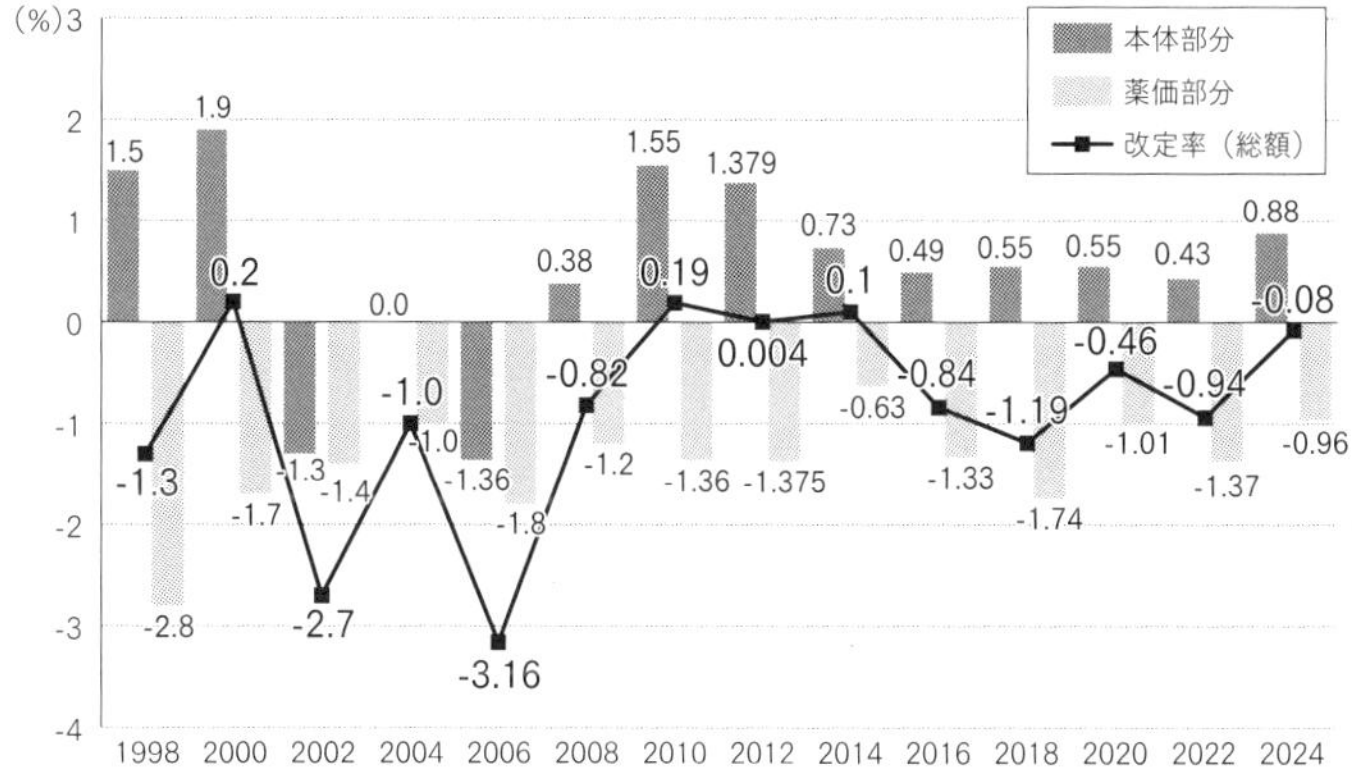

（注）2014年度は消費税増税対応分を含む（これを含めないと本体部分は0.1％増）
2016年度の改定額は、2014年まで含めていた想定より売れた医薬品の価格引き下げも含めると実質マイナス1.03％
日本医事新報社「診療報酬改定率の推移」より作成

診療報酬の本体部分は医科、歯科、薬局の収入である調剤の3つの区分に分かれています。

このように薬価をマイナス、本体をプラスにして、トータルでマイナス改定とする傾向が長らく続いています。

これは病院も同じですが、診療所の場合は特に規模が病院よりも小さいため、より大きな打撃を受けることになります。収入の減少により賃金や運営コストの支払いが困難になったり、提供する医療サービスの範囲を縮小せざるを得なくなり、地域医療にも深刻な悪影響をもたらしたりすることになります。

どうしてこのように厳しい改定が続くかと

いえば、背景にあるのは少子高齢化による医療費を含む社会保障費の増加です。高齢化が続き働き手である現役世代の減少が続く日本では、医療費を含む社会保障費の伸びをいかにして抑制するかが大きな問題になっています。実際に2022年度の概算医療費は約46兆円で、過去最高となりました（厚生労働省「令和4年度医療費の動向」）。この傾向は今後も続くと考えられるため、政府はさまざまな方策によって医療費を含む社会保障費の伸びを抑制しようと躍起になっているのです。

わずかなプラス部分は人件費などに充当

診療報酬改定により、本体部分については数字上、プラス改定となっていますが、その大半は看護師などの人件費にあてることが求められています。2024年度診療報酬改定では、次のような基本認識が掲げられています。

●物価高騰・賃金上昇、経営の状況、人材確保の必要性、患者負担・保険料負担の影響を踏まえた対応

●全世代型社会保障の実現や、医療・介護・障害福祉サービスの連携強化、新興感染症等への対応など医療を取り巻く課題への対応
●医療DXやイノベーションの推進等による質の高い医療の実現
●社会保障制度の安定性・持続可能性の確保、経済・財政との調和

そしてこれらの基本認識を受けて、（1）現下の雇用情勢を踏まえた人材確保・働き方改革等の推進、（2）ポスト2025を見据えた地域包括ケアシステムの深化・推進や医療DXを含めた医療機能の分化・強化、連携の推進、（3）安心・安全で質の高い医療の推進、（4）効率化・適正化を通じた医療保険制度の安定性・持続可能性の向上――という4つの基本的視点が示されています。

さらに、具体的な方向性の最初に掲げられているのが医療従事者の人材確保や賃上げに向けた取り組みです。高齢化が進む中で医療ニーズの高い高齢者が今後も増えるため、特に看護師などの医療の担い手不足は深刻化しています。医療職が不足する背景にはさまざまな理由がありますが、一つには給与などの待遇への不満があります。

昨今は物価高を受けて多くの企業で賃上げに力を入れていて、2023年度は2016

年度以降最大となる約85％の企業が賃上げを実施しました（東京商工リサーチ「～2023年度『賃上げに関するアンケート』調査～」）。これに対して看護師などの給与を決める病院の収入は、公定価格である診療報酬改定に紐付けられるため、単純に物価に連動して給与を上げることができません。そのため相対的に看護師などの給与が他業種に比べて魅力のないものになり、人手不足に拍車をかけてしまうのです。こうした背景があるため、診療報酬改定のプラス部分は人件費にあてることが決められました。つまり本体部分がプラス改定になったからといって、人件費が増えるだけで、医療機関の経営全体がプラスになるわけではないのです。

苦境に立たされる開業医

近年、政府はさまざまな理由から在宅医療を推進しています。在宅医療を推進する理由の一つには、日本は諸外国に比べて在院日数が長いこと、またそれによって医療費が増加していることなどが挙げられます。かつては平均で30日以上だった日本の平均在院日数（全病床）は、近年は少しずつ短くなっていますが、それでもまだ約27日となっています（厚生労働省「2021年医療施設（動態）調査・病院報告の概況」）。

入院日数が長いことは、そのまま医療費の増加につながります。患者を入院させるためにはさまざまな入院設備が必要になりますし、24時間365日体制で管理するための人員も必要になります。そのためこれまでの研究では、介護サービスを利用した費用を加味しても、入院医療費に比べて在宅医療のほうが医療費は低くなるとの結果が出ているのです。

また、患者自身も病院よりも自宅を望んでいることが分かります。日本では長らく死亡場所として病院がトップで、8割の人が病院で亡くなっていました。しかし、「人生の最期の迎え方に関する全国調査結果」によれば患者が最期を迎える場所として望んでいるのは「自宅」がトップで約6割を占めていました。つまり、在宅医療の受け皿や自宅で亡くなるという選択肢があれば、患者は病院ではなく自宅で最期を迎えたいと考えていることが分かります。

このように医療費抑制の観点、そして在宅医療に関するニーズの高まりなどから、近年在宅医療を行う診療所は右肩上がりに増えています。同時に、政府が長期入院に対する診療報酬を下げたため、在院日数は減少の一途をたどっているのです。

こうした背景があって、病院は早く患者を退院させるように努力して、在宅医療は退院後の患者の受け皿となることで患者を獲得するという、両者にとってWin-Winの関係がつくられていきました。

ここで置き去りにされているのが、外来中心の診療所です。病院は在院日数を短くするために、昔ならばまだ入院していた状態の患者を退院させるようになりましたが、こうした患者は退院後に自分で外来に通うことが困難です。一方で在宅医療中心の診療所は、外来に通えない患者の受け皿として患者を集めていきます。この「入院」→「在宅医療」という強固な流れの中に、外来中心の診療所の存在はありません。一部、在宅医療専門の診療所が対応しきれない診療科などで関わることはあるかもしれませんが、基本的に〝蚊帳の外〟に置かれてしまっているのが現状なのです。

コロナ禍で顕著になった医療機関の二極化

　また、コロナ禍では多くの医療機関でいわゆる「勝ち組」「負け組」の二極化が顕著になりました。コロナ禍の受診控えでは、病院、診療所を問わずほとんどの医療機関で大きく患者数が減りました。日本医師会が2020年3～4月に行った調査では、病院と診療所（有床、無床）のいずれにおいても「大幅に減った」「やや減った」を合わせて9割で患者が減少していました（日本医師会「新型コロナウイルス感染症対応下での医業経営状況等アンケート調査　2020年3～4月分」）。

　特に落ち込みが激しかった診療科は、小児科や耳鼻咽喉科などです。小児科では予防接種を控えたり、子どもの感染を恐れる保護者が受診を先延ばししたりすることなどの理由で、患者数が大きく減ったことが考えられます。また、2020年4月に1回目の緊急事態宣言が出されたことなどから、通常であれば花粉症の患者が多く受診する時期に受診控えが起きたことによって、耳鼻咽喉科でも患者数が大きく減りました。

病院と診療所を比べて見ても、診療所のほうがより大きく患者数を減らしていることが分かります。前述の医業経営状況等アンケート調査によれば、2020年4月の外来点数は一般病院、精神科病院、有床診療所、無床診療所のすべてがマイナスになりましたが、マイナス幅が最も大きかったのは無床診療所の17・3%でした。外来点数が20%以上低下し、一般病院では14・6%に対して診療所では41・3%と4割以上が20%を超えるマイナスとなるなど、診療所への影響が大きかったことが分かります。

では、コロナによる緊急事態宣言などが解除されて以降は患者も従来どおり戻っていったかといえば、必ずしもそうとはいえません。病院や診療所、あるいは診療科によっては、コロナ禍前と比べれば患者の足が遠のいたままのケースもあるからです。

患者の受診がコロナ禍前と同じように戻らなかった理由もさまざまに考えられます。例えば小児科では、子どもの急な発熱でも様子を見ているうちに体調が回復することを親が学んだケースもあります。あるいはオンライン診療の普及や患者自身が長期処方を希望するようになって、受診の回数自体が減ったケースもあるかもしれません。

一方で、時間の経過とともに患者が戻った医療機関とそうでない医療機関を分ける要因には、医療機関の規模も関係していることが分かっています。２０２０年度と２０２１年度の医療法人の経営状況を比較した調査では、２０２０年度に比べて２０２１年度は赤字法人の割合は減っていて、経営が改善された法人が多いことが分かりました。しかし、内訳を見ると事業規模が大きな法人、つまり主に病院を運営するような法人は赤字幅が大幅に縮小していた反面、事業収益が10億円未満などの比較的小さな病院や診療所などは、赤字幅は減少傾向にあるものの病院ほどの改善はなく、事業規模などで明暗が分かれたことが浮き彫りになりました（独立行政法人福祉医療機構「２０２１年度医療法人の経営状況」）。

さらに医療分野のＩＣＴ化への対応もこの二極化に拍車をかけています。紙の健康保険証を廃止して、マイナンバーカードを保険証として活用することになったため、対応するシステムの導入や窓口でのトラブル対応など医療現場の負担は決して小さくありません。特に高齢の開業医などはシステム導入が負担だったりついていけなかったりなどの理由から、廃業や引退の時期を早めようとする声も聞かれるほどです。もはやＩＣＴ対応ができなければ、診療所は生き残れないという時代になっているのです。

病院・クリニック選びに関する調査

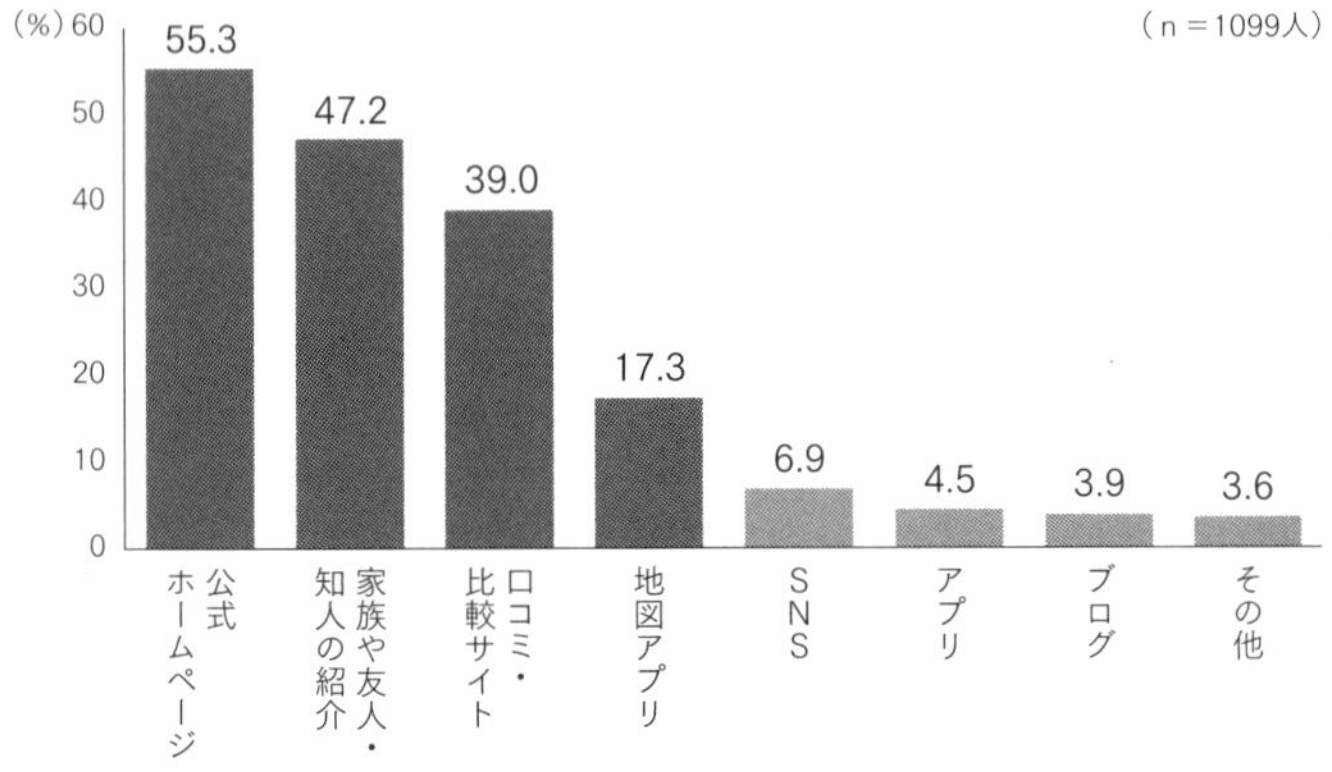

サイジニア株式会社「『病院・クリニック選び』に関する調査」より作成

口コミサイトに振り回される診療所

診療報酬やコロナなどに加えて、さらに追い打ちをかけるように診療所を苦境に立たせているのが口コミサイトの存在です。仮に評価の高い診療所であっても、マイナスの投稿一つで一気に評価が急降下したり、認識のすれ違いから患者から辛辣な書き込みをされたりすれば、それを見た人たちは最初から悪いイメージを抱いてしまいます。かつては、患者が診療所を選ぶための情報源といえば直接家族や知人・友人から聞いた評判か、近所に

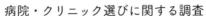

昔からあるからなどの身近な情報が主でした。しかし、いまやインターネットやSNSから情報収集することが当たり前の時代です。こうした中にあって、特に都市部で競争相手の多い診療所などは、口コミサイトなどの存在を無視することはできません。

実際に、全国の20～60代を対象に実施した「病院・クリニック選び」に関する調査では、病院や診療所を探す際にどのように探しているかという問いに対して、第1位が「公式ホームページ」で第2位が「家族や友人・知人の紹介」、そして第3位に「口コミ・比較サイト」が挙げられています（サイジニア株式会社「『病院・クリニック選び』に関する調査」）。

どれくらいの病院を比較検討するかという質問では、「2～4院」が約8割となっていて、ほとんどの人が2つ以上の医療機関を比較検討していることが分かります。また、口コミ情報について、口コミの数や評価の点数などがどれくらいあれば安心するかという質問に対しては「評価の平均点と数のバランスを重視」（26・5％）が最多で、第2位が「評価の平均点が4点以上」（22・8％）、第3位が「評価の平均点が3点以上」（13・8％）と続いていました。

こうした回答からも、ある程度の口コミの数がある医療機関について、口コミ数と平均点の両方を見られていることが分かります。アンケートでは患者がどのような基準で病院・クリニックを選んでいるかも質問しています。「病院・クリニックを選ぶ際の判断基準」については、「自宅や職場からの距離」（69・6％）が第1位で、多くの人が距離を重要な判断基準に挙げました。一方で第2位には「口コミでの評判」（52・5％）が挙げられており、半数以上の人が口コミを重視していることが分かります。

しかし事前に口コミなどを調べてから受診した結果、「思っていたのと違う」と感じる人もいて、医師に対する不満や手厳しいコメントが投稿されることがあります。

厳しいコメントが並ぶ大きな理由は、口コミサイトを通して抱いた医療機関への期待感と実際の医師の対応とのズレがあるからです。患者はしっかり情報収集して評判の良い医師だと思って受診したのに、思うような対応をしてもらえなかった場合、期待が裏切られた分だけ医師への不満も大きくなります。

これは、口コミサイトなどが普及するまではあまり見られない傾向でした。このようにイメージと異なったことによる困惑は、口コミサイトなどが普及してきた結果ともいえます。それによって診療所の評判が低下し、経営に悪影響を与えるケースもあります。

いまや診療所がホームページを持たないことはほとんどありませんし、口コミサイトや比較サイトに掲載された患者からの生の評価を避けることはできません。もしも口コミサイトに「医師が気難しい」「話を聞いてくれなかった」「丁寧に治療をしてくれなかった」などネガティブな書き込みが多くなれば、その診療所は患者から選んでもらうことはできません。もはや、「お医者様」と呼ばれて診療所の奥に座っていれば黙っていても患者が来る時代は終わりました。今は、医師が患者を「診させてもらう」時代に変わりつつあるともいえるのです。

では、どのような医師であれば患者が離れていかないかというと、患者側からは、「優しく何でも相談できる医師」や「商売主義に走らない良心的な名医」などの意見が寄せられています。商売主義に走らずに、何でも相談できて、かつ医師としての腕も確かならばその医師がいる診療所は患者が途切れることがないはずです。

今、さまざまな分野にＡＩが導入されて、医療分野ではＩＣＴ化が進むなど、効率化が強く求められる時代になっています。しかし、少なくとも医療においては、効率化のみを追求していては患者に選ばれる医師になることはできません。まるで機械のように無駄なくテキパキと患者をさばいていくような医師に、自分の体を任せたいと考える患者はいないからです。

一貫して増え続ける診療所のなかで生き残るには

2023年には診療所の倒産件数が過去最多となるなど、診療所経営を取り巻く環境は厳しさを増しています。日本では、病院の数は減少傾向にあるのに対して、診療所の数は一貫して増え続けています。

保険医療財政の圧迫や患者数の減少、政府による病床削減の推進などさまざまな要因から病院の数は減り続けています。病院の数はピーク時の1990年には全国で1万軒を超えていましたが、2021年時点では約8200軒までに減少しました（厚生労働省「医療提供体制の現状 ～病院数の推移～」）。

これに対して、診療所の数は現在、約10万５０００軒と増え続けています（厚生労働省「医療施設動態調査【令和5年1月末概数】」）。

診療所が増える理由としては、高齢者の増加による地域レベルでの医療ニーズの増加や、地域医療と在宅医療を強化するという政府の方針、また病院よりも低コストで開業できるため医師が自分の専門分野で独立しやすい環境の整備などが挙げられます。

こうした理由により、特に都市部では過当競争が進む一方である診療所を円満に経営していこうと思ったら、いかにして患者に選ばれる診療所になれるかということが重要になっていきます。今の高齢者が若い頃は、医師はただそこにいるだけで「お医者様」として尊敬される対象でした。

しかし、情報化が進んだ現代ではそのようなことはありません。メディアを見れば、毎年のように名医ランキングや○○分野の病院ランキングなどの記事が公表されて多くの人の目にさらされています。あるいは複数の口コミサイトがこぞってそれぞれの診療所の口コミを集めて、患者は病院や診療所を選ぶ際にはこのような口コミを見て、受診する医療機関を選んでいます。

ましてや、日本は医療のフリーアクセスをうたっていますから、どの医療機関を受診するかは患者自身が自由に決めることができます。いまや、医師や医療機関は患者から選ばれる存在でなければ生き残ることができない時代だといえるのです。

では、多くの診療所が乱立する時代において、口コミサイトの評判やＩＣＴによる効率化の波にも負けず、患者に選ばれて愛される医師になるためにはどうすればよいのかという問題があります。その答えは医師によって異なるかもしれませんが、私自身は20年に及ぶ開業医としての経験から、患者に愛される医師になるためには「３つの力」が必要だと考えています。

第2章

患者に選ばれなければ生き残れない
医師に問われるのは3つのチカラ

競争が激しい診療所間で差別化を図るには

患者から選ばれる存在であるためには、ほかの診療所と比べて際立った特徴が必要になります。全国に10万軒以上ある診療所の中で、差別化を図り、患者から選ばれるかかりつけ医になることは、医師として診療の技術を磨くことと同じくらい重要になるといえます。

一般的な診療所の差別化方法といえば、専門性を高めることや設備を充実させることなどが考えられます。日本は医療の細分化が進み、専門医の育成も進んでいます。例えば内科ならば、単に内科を標榜するだけでは不十分です。消化器内科や循環器内科、呼吸器内科、血液内科、膠原病・リウマチ内科などサブスペシャルティと呼ばれる内科からさらに細分化された専門分野を標榜することが、ほかの診療所との差別化や患者へのアピールの材料として使えることになります。

一方の設備面でいえば、例えばＭＲＩやＣＴ、マンモグラフィー、超音波検査、内視鏡検査などの医療機器について、より高度な医療機器や検査機器を備えることは、ほかの診療所に対する差別化として有効な手段になると思います。

さらにいえば、診療所の設備自体を豪華にしたり、リラックスできる空間にしたりすることも立派な差別化です。待合室には豪華なソファを置いたり、診察室には高価な絵画を飾ったり、エントランスをまるでホテルのようにおしゃれにしたりなど、建物の設備自体を豪華にすることで差別化を図るという考え方もあります。

しかし、これらの手段を使って診療所の差別化を図ることは、あまり有効な方法とはいえません。なぜなら、専門性だけならばどれほど努力しても病院にはかなわないからです。大学病院や総合病院であれば、複数の診療科を持っていてそれぞれの診療科の医師は自分の診療科に特化すればよい体制になっています。もしも自分の専門の診療科を外れる病気だと判断したら、院内の別の専門の診療科を紹介すればよいようになっているからです。このような病院と比べれば、診療所が専門性の高さを打ち出しても限界があるといえます。

設備面においても、これもやはり病院にはかないません。高度な検査機器を導入すれば何億もの設備投資が必要ですし、そもそも医療機関同士には役割分担があります。診療所や開業医の役割は、患者にとってファーストアクセスできる身近な存在で、軽症の病気を治療したり、重症な場合は大学病院などのより高度な医療機関に紹介したりすることです。検査も同様で、診療所でも基本的な検査は実施しますが、それより詳しい検査が必要になった場合は病院を紹介するのが基本になります。高度な検査は検査機器をそろえるだけではなく、検査技師などを配置する必要があるものもありますから、これはやはり病院でやるべきものといえます。

待合室を豪華にするなどのハード面の差別化についても同様です。病院であれば院内にカフェなどを備えるなどサービス面を向上させることができますが、診療所では限界があります。設備を豪華にすることばかり考えて肝心の医療が置き去りにされてしまっては、本末転倒ということもできるわけです。

医療機関の満足点は「医師の信頼度」が最多

ではどうすればよいかというと、そもそも患者がどのようなことを望んで医師や医療機関を選んでいるかを知れば自ずと答えは見えてきます。例えば、百五経済研究所の「病院の選択と満足度に関するアンケート調査結果報告書」によると、愛知県・岐阜県・三重県に住んでいる20歳以上の人を対象に実施して200人から回答を得た調査では、医療機関を選んだ理由について最も多い回答は「自宅や勤務先から近いから」で、交通の利便性を重視することが分かりました。そして2番目に多かったのが「かかりつけの医療機関だから」で、3番目に多かったのが「医師の評判が良いから」でした。

次いで同調査では、医療機関で満足した点はどこかということについても質問しています。それによれば、最も多かった回答は「医師の信頼度」で、約半数の人が医師の信頼度によって満足したと答えていました。そして2番目に多かったのは「医師の態度・言葉づかい」で、3番目が「治療内容の説明」、4番目が「看護師の態度・言葉づかい」、5番目が「待ち時間や診療時間の長さ」となっていました。

ここから分かることは、診療所を選ぶ入口の部分では、自宅から近かったり交通の便が良くて行きやすかったりなど、主に利便性で診療所を選んでいるものの、実際にその診療所を受診したあとは、判断基準などが交通の便などから医師そのものへと移っていくということです。最初の段階では、交通の便や行きやすさなどが判断基準になるのは仕方があ

医療機関の選び方の調査

あなたが医療機関を選んだ理由は何ですか？（n=200）

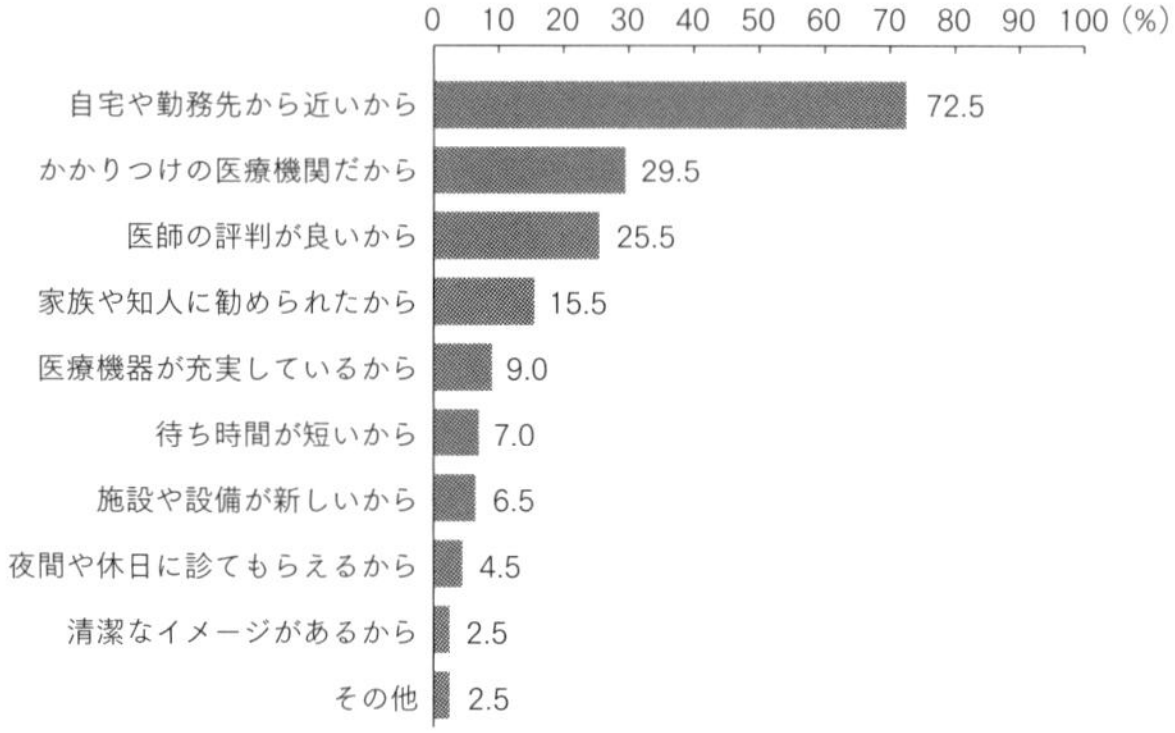

百五経済研究所「病院の選択と満足度に関するアンケート調査結果報告書」より作成

医療機関の満足度に関する調査

あなたが医療機関で満足した点は何ですか？（n=200）

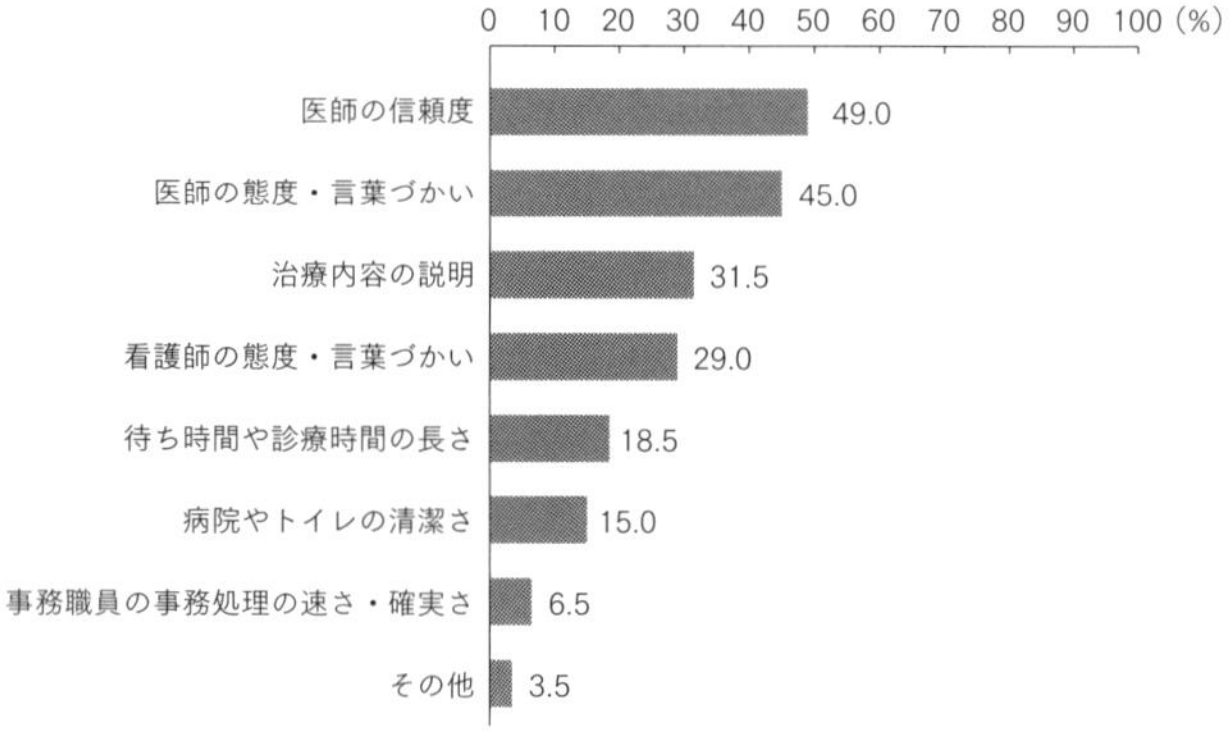

百五経済研究所「病院の選択と満足度に関するアンケート調査結果報告書」より作成

りません。どれほど口コミなどを調べたところで、実際に受診する前まではどのような医師がいるかは分かりようがないからです。これに対して受診したあとでは医師の人となりや患者に対する態度、説明の仕方などが分かるので、判断基準も自ずと変わってきます。

実際にこの調査では、受診後の満足度の上位3番目まではほぼすべて医師個人に由来する理由になっています。そして、待ち時間などは5番目になっていることからも、信頼できて態度や言葉づかいが適切で、治療内容の説明が良い医師であれば、仮に待ち時間があったとしてもその医師に診てもらいたいと考えることが分かるわけです。

こうした調査はほかにもあります。株式会社QLifeが会員680人を対象に行った調査によれば、「普段診てもらうクリニック（かかりつけ医）に求めること」のトップは「医師の態度、人柄」で、2位が「医師のスキル」でした。さらに「実際に普段診てもらっているクリニック（かかりつけ医）について良いと感じているところ」についての回答のトップは「医師の態度・人柄」で、2位が「家や職場からの距離」でした。ここから見ても、やはり選ばれる診療所の最大のポイントは医師個人の人柄や姿勢だということが分かります。

開業して20年間磨き続けた、患者に選ばれる「3つの力」

では、患者から信頼を勝ち取るための医師個人の姿勢や考え方はどのようなものかと私なりに考えると、それは「傾聴力」「分析力」「関係構築力」の3つの力に集約されます。傾聴も分析も、関係構築もすべてよく使われる言葉だと思います。しかし、私がこだわっているのは、開業医にとっての傾聴力、分析力、そして関係構築力です。

私がこの3つの力の重要性に気づいたのは、私自身が20年以上、地域でかかりつけ医として多くの患者と向き合ってきた経験があるからです。私は開業して約20年間が経ちますが、ありがたいことに患者が増えることはあっても、コロナ禍などの例外を除いて患者が減ることはありません。開院当初は9時開院でしたが、それではとてもすべての患者に対応できず、今では朝の6時半から診療をスタートして1日平均150人、多い日には約200人の患者を診察しています。診療所自体は埼玉県川口市にありますが、患者は川口市や近隣のさいたま市からだけではなく、東京の板橋区や北区、練馬区、さらに遠方では栃木県や茨城県、群馬県、神奈川県、千葉県などからも多くの患者が来ています。

また、長期間の治療が必要な膠原病やリウマチを専門としていることも関係していると思いますが、数年から数十年など長期にわたって通ってくれる患者が多いことや、親子2代にわたって通ってくれる患者が多いということも私の診療所の特徴です。

私が今日まで多くの患者から選ばれてかかりつけ医として診療を継続できているのは、「傾聴力」「分析力」「関係構築力」の3つの力を磨いてきたからだと考えています。

3つの力は相互に作用し合うことで効果を発揮

選ばれるかかりつけ医に求められる1つ目の力である傾聴力とは、その名のとおり耳を傾けて相手の言うことを聞く力のことです。聞く力は、人間関係を築くための基本的なスキルの一つです。相手を理解するためにも信頼関係を築くためにも、あるいは自分自身を理解してもらうためにも聞く力は重要です。

一方で、開業医にとっての傾聴力というのは、一般の聞く力と同じ部分もあれば異なる部分もあります。なぜなら、開業医にとって重要な傾聴力とは、診断につながる情報を集めるための傾聴力だからです。医師にとって、治療技術だけではなく診断技術が重要であることはいうまでもありません。診断はすべてのスタートであり、どれほど治療技術を磨いたとしても、診断が間違っていたらすべては台無しです。

傾聴力は、そのように重要な診断をするための情報を集める技術でもあります。かといって、単に多ければ良いというものでもありません。多くの情報を集めつつ、必要な情報と不必要な情報とをより分けていく判断力も必要になります。

選ばれるかかりつけ医に求められる2つ目の力は、分析力です。分析力は、集めた情報をベースに正確な診断を導き出すための力のことを指します。分析というと、昨今発展が目覚ましいAIなどが得意とする分野だと思う人がいるかもしれません。膨大な情報を瞬時に整理して分析するのは、まさにAIの得意な領域だからです。

しかし私は、経験を積んだ臨床医の分析力には、AIは遠く及ばないと考えています。なぜなら、私たち医師が相手にしているのは生身の人間だからです。人間というのは、決められた基準の中にすべてが当てはまるわけではありません。検査値一つとっても、検査値データが基準値から外れているのにもかかわらず健康な人もいれば、基準値内にしっかり収まっているのに体の不調を訴える人などさまざまです。

医療には標準治療や診療ガイドラインなどのさまざまな基準がありますが、臨床の場では、必ずそのような基準から少し外れてしまう患者というものが出てきます。そのように基準から外れた患者のエラーに柔軟に対応できるのは、多くの患者を経験して自分の頭で考えて、分析力を磨いていった医師だけだといえるのです。

選ばれるかかりつけ医に求められる３つ目の力の関係構築力は、特に開業医に求められる力です。多くの関連病院を持つ大学病院などであれば、医師は数年おきに関連病院を回ることでキャリアを築いていきます。そのため、一人の患者を同じ医師が長い間担当し続けるケースは珍しいといえます。それに対して地域に根ざした開業医の場合、患者との関わりは数年から長いときには数十年単位に及ぶことも珍しくありません。

また、高齢化社会では慢性疾患を持ちながら、長期にわたって外来で治療を続ける患者が多くなっています。若くて現役世代の患者であれば、急性期の症状が治まればそこで診療は終了となります。しかし慢性疾患を持つ高齢者の場合、治療は年単位や数十年単位で継続することになるのです。この場合、それだけの長期間、患者と良い関係を維持できる関係構築力が必要となります。

ここに挙げた3つの力は、どれか一つだけでも不十分であり、3つがそれぞれ相互に関わり合っている力でもあります。しっかり患者の話を聞く傾聴力は、正しい診断につながる分析をするための材料集めにも、関係性を構築するためにも役立ちます。関係性を構築するには、病気のことだけではなく性格や家族背景、価値観なども含めて患者のことをよく知る必要がありますから、聞く力は必須です。また、長期間通ってもらうためにはベースとなる確かな診断・治療が必要ですから、それには分析力も重要な要素です。

このように3つの力は相互に関わりながら、患者に愛される医師へと育てていくのです。

私は、もともと大学病院を経て急性期の総合病院に勤務していましたが、その頃から臨床が大好きで1人でも多くの患者を診たいと願っていました。開業医の魅力は、なんといっても自分の思いどおりに診療ができること、そして多くの患者を自分自身で診られることです。当然のことながら診療ガイドラインなどを踏まえた治療であることは大前提ですが、患者にとって自分が必要だと確信すれば、どのような検査をしてどのような方針で治療をするかは患者と自分自身で決めることができるのです。

万が一治療が思うようにいかなかった場合の責任もすべて自分が被りますが、反対に治療がうまくいったり患者に喜んでもらえたりなど、努力の成果もすべて自分が受け取ることができるのです。つまり、成功も失敗もすべてが自分次第ということです。これは大きな組織にいたらなかなか味わえない、まさに開業医の醍醐味ともいえるものです。

その一方で、多くの患者を診ることができるといっても、それは多くの患者が受診してくれて初めて可能になります。もしも患者に選ばれる診療所になれなかったら、多くの患者を診て自分のやりたい診療ができるどころか、閑古鳥が鳴く診察室で惨めな思いをしなければならないのです。

だからこそ、地域に根ざして患者に愛される診療所をつくるために、傾聴力、分析力、関係構築力の3つの力を磨いていくことが重要です。これらの力は患者に愛される医師になるために、なくてはならない三種の神器といえるものだからです。

第3章

同意・同調に走ってはいけない
主訴を的確に見極めるために必要な「傾聴力」

優れた内科医は7〜8割の病気を問診で診断する

臨床医、特に内科医にとって、患者からさまざまな情報を引き出す「問診」は極めて重要です。問診は、視診や聴診・打診など体に触れて診断する診察だけでは得られない、貴重な情報を得ることができるからです。多くの病院では、診察室に入る前に問診票を記入します。医師は問診票に書かれた情報を手がかりにしながら、実際に患者に問診することで、必要な情報を手に入れて正確な診断へとつなげていきます。医師は、患者からさまざまな情報を引き出しながら、それらを素早く頭の中で組み立てていって診断をします。

問診では、患者がいちばん困っていることである主訴や現在の症状、それまでの自身や家族の病歴、喫煙や飲酒などの生活背景を聞いていきます。患者が感じている現在の症状については、「どこが」「いつから」「症状が出たきっかけ」「頻度」「症状の変化」「その症状によってどのように困っているか」などを詳しく聞いていきます。

外科医のように手術して直接病気の場所を見ることができない内科医にとって、患者と直接話して情報を収集する問診は極めて重要です。診断をする過程では「問診」、視診や打診などの「身体診察」「検査」などいくつかのステップを踏みますが、このうち診断の手がかりとなるステップの大半を問診が占めるといっても過言ではありません。優れた内科医は、7~8割の病気を問診によって診断するという考え方もあるほど重要です。だからこそ、患者からすれば自分の症状を正しく医師へ伝えることが求められますし、逆をいえば医師はいかにして患者から必要な情報を引き出すかが求められています。問診で必要な情報を過不足なく集めることができれば、その分だけ正確でスピーディーな診断をすることができるからです。

最初の段階は、選別せずにとにかく情報収集に注力する

では、どのように患者から必要な情報を集めるのがよいかというと、ここはまさしくそれぞれの医師の腕の見せどころといえます。どのような患者であっても、長い時間をかけることさえできれば多くの情報を集めることができます。しかし、これは現実的ではあり

ません。外来患者が多ければ一人あたりにかけられる時間には限界がありますし、一人の患者の話をじっくり聞いていれば、話を聞いてもらえた患者は満足するかもしれませんが待合室で何時間も待たされている患者たちは不満を持ってしまうからです。だからこそ、限られた時間で多くの情報や必要な情報を引き出すためには経験やテクニックが求められるといえます。

私自身が工夫していることの一つは、最初はとにかくすべての情報を集めていき、その患者を知ることです。患者がどのような症状に困って受診したのかという基本的な事柄を探るのはもちろんのこと、それだけではなく患者の性格や価値観なども可能な限り知るように心がけています。

最初から「この情報は必要、この情報は不要」と選別するのではなく、まずはできるだけ多くの情報を集めるのです。なぜならば、私にとって重要なことは病名ではないからです。私にとって、最初の段階で最も重要になるのは、まず患者自身を理解することです。

一刻も早く病名にたどり着こうとあせって診察するよりも、まずは患者自身を理解しようと努力することが、結果的により早く正しい答えにたどり着くことを私は経験によって知っています。だからこそ、最初から正解を求めずに、まずは患者がどのような人か知ることを大切にしています。患者自身を知ったうえで想像力を膨らませて、次の段階として情報の取捨選択をしていくという順序を踏むことが重要なのです。

正確な診断に導くためには、まず病名は置いておいて、相手に興味を持たなければなりません。患者が訴えている症状の原因などは、あとからいくらでも調べることができます。だからこそまずは答えを急がずに、できるだけ多くの情報を患者から収集することが重要です。

このとき、自分の中である程度の見立てがつくこともあります。例えば私は膠原病が専門ですが、膠原病は全身疾患で全身にさまざまな症状が出ます。そして何%の人には○○の症状、何%の人には△△の症状が出るという傾向は、ある程度分かっています。私は膠原病の兆候などは、問診の途中でいくつも見つけることができます。だからといって、この症状が出ているから膠原病だろうなどと結果を急ぐことは決してしません。この段階では先を急がずに、情報を集めることに注力します。そうして必要な情報をできるだけ集めたら、情報同士を結びつけて組み立てていくのです。

専門外のことにも興味を持つ姿勢が重要に

とにかく情報を集めるという意味では、自分の専門外のことにも積極的に耳を傾ける姿勢が重要です。医師の多くは、専門の診療科を持ったうえで開業しています。専門医の仕組みは時代によって少しずつ変わりますが、現在は内科や小児科、皮膚科、精神科、外科、整形外科、産婦人科、眼科、耳鼻咽喉科、泌尿器科、脳神経外科、放射線科、麻酔科、病理、臨床検査、救急科、形成外科、リハビリテーション科、総合診療の19の診療科を基本領域としたうえで、さらに細分化した専門領域として23のサブスペシャルティがあります。

私は日本内科学会の認定医であると同時に、日本リウマチ学会認定専門医でもあります。また、血液内科や呼吸器内科、免疫疾患なども得意とする領域です。現代の医療は細かく細分化されていて、治療方法も進化しているため高度な治療をしようとすればするほど、専門性を高めていくことが重要です。個々の医師が専門性を高めていくことは、多くの専門診療科を持つ大学病院などでは特に重要になります。

一方で開業医に関しては、腹痛の患者が受診する診療所を探すとき、多くの場合「内科」を探して受診するのであって「消化器内科」を探して受診することは少ないと思います。実際には受診した先の医師は内科の中でもアレルギーが専門かもしれませんし、呼吸器が専門かもしれません。しかし一般的に開業医のレベルでは、サブスペシャルティまで見て患者が受診することは少ないのです。

ここで、もしも自分の専門領域の範疇《はんちゅう》を外れた患者が受診した場合にどうするかは大きな問題です。最も望ましくない対応としては「自分の専門ではない」と言って、そこで何もしないことです。その医師からすれば、専門領域以外で無責任なことをすべきではないなど、誠実さや真面目さゆえに何もしないのかもしれません。

しかし、このような対応をしてしまったら、患者との信頼関係を築くことは不可能です。患者からすれば内科だと思って受診したのに専門外だと言って治療してもらえなかったとすれば、もしも次にその医師の専門領域の病気になったとしても、二度とその医師を受診することはないからです。このような対応をしていたら、かかりつけの患者は増えていきませんし、患者が増えなければ多くの症例を経験することもできず結果的に医師としての技量を上げることもできません。

では、専門領域から外れた患者が来た場合に開業医がどうすべきかというと、大きく分けて2パターンの対応が考えられます。一つは、その領域を専門とするほかの開業医を紹介することです。「こういう病気の可能性があり、私のところでは対応できないけれど、ほかの医師を紹介しますね」と言って、地域でその領域を専門とする診療所や病院の医師を紹介するのです。これは非常に好ましい対応で、患者をがっかりさせることにもなりませんし、無責任な対応をすることにもなりません。

私は常々、診療所とは繁盛している八百屋さんのようであるべきだと考えています。どういうことかといえば、地域で人気のある八百屋さんは、単に客から求められる野菜を売っているだけではありません。そうではなく、その客にとってベストな商品を提案したり、時にはほかの店を紹介したりもしているはずです。

たとえば客が来て「今夜はすき焼きにしようかな」と言ったとします。それを聞いたら、繁盛している八百屋さんはすかさずすき焼きに合う野菜を勧めるはずです。すき焼きにしたいという客のニーズを汲み取って、ベストな商品を提案するのです。そして、さらに一歩進んだ対応としては美味しい肉屋さんを紹介することもあると思います。客はすき焼きにしたいと思っているのですから、当然肉も必要になるはずです。そこで、商店街の横の連携や普段のつながりなどから安くて美味しい肉屋さんを紹介できれば、客は喜んできっとその八百屋さんのリピーターになるに違いありません。

これは、商売をしていればある意味で当然の対応といえるかもしれません。客のニーズをつかんでベストな商品や店を提案すれば、客は助かるし店にとってもリピーターが増えてWin-Winになれるからです。

ところが、医師の世界ではこれが当たり前ではありません。野菜に合う肉が欲しいと言われても「うちは八百屋さんなので肉のことは知りません」と平然と言ってしまうのが、医師の世界ともいえるのです。そのようにひとたび自分の専門外であると線引きしてしまったら、患者のほうも心を閉ざしてしまい、それ以上の相談はしなくなってしまいます。ですから普段から地域の医師や医療機関と連携を深めておいて、いざというときにはお勧めの肉屋さんを紹介できる八百屋さんのように、地域に密着した診療所でありたいと私は常々考えています。

高齢患者は複数の臓器にまたがる病気を持つことも

自分の専門外の患者が来た場合、地域の中でほかの医療機関を紹介することに加えて、もう一つ別の方法もあります。それは、少々の専門外であればできるだけ情報収集をして、対応できるところまでは対応するという方法です。これは、高齢化によって特定の診療科だけにとどまらず、複数の臓器にまたがる病気を持つ患者が増えていることなどを考えると、現実的な方法ともいえます。

私自身は、ほかの医療機関を紹介することもあれば、自分自身で情報収集してできる範囲で対応することもあり、ケースバイケースといえます。明らかにほかの医療機関を紹介すべきケースもあれば、私自身が少し勉強すれば患者の役に立てるのならば、自分自身で対応したほうがよいと判断することもあるのです。なぜなら私が専門としているリウマチは全身に症状が出て合併症も多いため、少し自分の専門から外れたからといって対応できないとなれば、行き場をなくして困ってしまう患者が多く出てしまうからです。

そこで、必ずしも自分の専門ではない領域のことでも、積極的に患者の話を聞くように心がけています。ここで必要になるのは好奇心です。患者のことを知りたいという好奇心を持つことで、専門外のことであっても積極的に情報収集できるようになると思います。

興味深いのは、一見して専門外と思える情報の中に、病気の診断につながる貴重なヒントが隠れていることがあるということです。むしろ、ヒントは専門外の情報の中にあるとさえいってもいいかもしれません。問診の中では、一見して病気に関係ない情報が実は大きな意味を持っていたということが往々にしてあるものです。だからこそ医師は好奇心を働かせて、時には専門外の領域のことについても耳を傾けることが必要なのです。

専門外のことは、聞くのにためらいを感じる医師もいるかもしれません。もちろん、専門外のことに知識がないまま無責任に治療をすることは問題です。しかし、情報収集だけならば患者に迷惑をかけることにはなりません。そうして、情報をしっかり集めたうえで、自分が対応できそうならば対応し、難しければほかの医師を紹介するといった臨機応変さも開業医には求められると私は考えています。

臨床心理士による聞き方と開業医の聞き方は異なるものである

このように患者から必要な情報を引き出すためには、まずはあらゆる情報を積極的に収集する姿勢が重要になります。まずはすべての情報を集めたうえで、必要な情報と必要ではない情報をふるいにかけていくのです。

ここでもう一つ臨床医として患者から情報を集めるときに、気をつけなければならないことがあります。何かというと、患者の話をよく聞いて情報を集めるといっても、それは臨床心理士などが行っている傾聴とは異なることです。

傾聴とは、カウンセリングなどで用いられるコミュニケーション方法の一つです。アメリカの心理学者であるカール・ロジャーズ氏によれば、傾聴には「共感的理解」「無条件の肯定的関心」「自己一致」の3つの要素が必要とされています。共感的理解とは、相手の話を相手の立場に立って、相手の気持ちに共感しながら理解しようとすることです。無

傾聴力における3つの要素

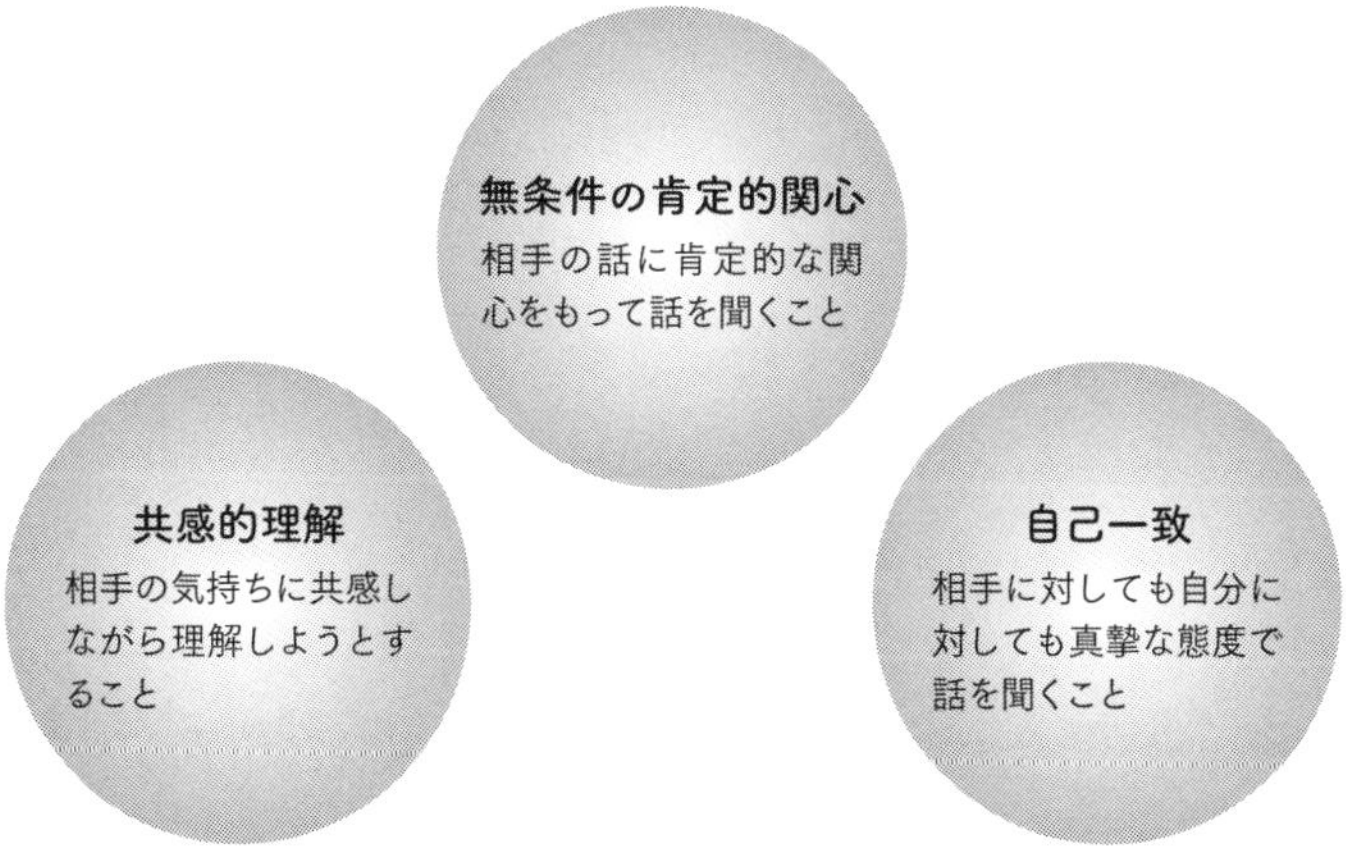
無条件の肯定的関心
相手の話に肯定的な関心をもって話を聞くこと
共感的理解
相手の気持ちに共感しながら理解しようとすること
自己一致
相手に対しても自分に対しても真摯な態度で話を聞くこと

条件の肯定的関心とは、相手の話を否定せず、なぜそのように考えるようになったのか、背景に肯定的な関心をもって話を聞くことです。最後の自己一致とは、聞き手が相手に対しても自分に対しても真摯な態度で、話が分かりにくいときは分かりにくいことを伝え、真意を確認することです（厚生労働省　働く人のメンタルヘルス・ポータルサイト「こころの耳」）。

患者と信頼関係を築くためには、この傾聴という作業がとても重要になります。ただし、医師が行う傾聴と臨床心理士が行う傾聴とは、同じ傾聴といっても少々やり方が異なります。どのように違うかといえば、臨床心理士は全面的に患者の言うことを受け止めて、同意・同調します。まずは100％患者を受け止めるところから始まるのが、臨床心理士などが行うカウンセリングです。

臨床心理士がどうやって患者の心の治療を行っていくかというと、臨床心理士自身が直接治療をするのではありません。そうではなく、患者自身が話をすることに対して同意・同調することで、患者本人が答えを見いだしやすい状況をつくるのが臨床心理士の得意とするところなのです。あくまでも聞き役に回って患者を受け止めて、患者自身が自分で治す力を引き出すといっていいかもしれません。

同意・同調すると医師に対して依存してしまうことも

このような心へのアプローチは、ある意味で非常に重要な方法です。一方で、リスクもはらんでいます。どういうことかというと、患者を全面的に受け止めすぎるとそれが依存へつながることがあるのです。患者と医師の間には信頼関係が必要ですが、必要以上に患者が医師に依存することは危険です。

一般的に、人間関係において一方が一方に依存すると問題が生まれやすくなります。依存することで自立心が失われて、自分自身で問題を考える力が弱くなってしまいますし、依存している相手が自分の思いどおりにならなかったら「かわいさ余って憎さ百倍」ではありませんが、好意が敵意になってしまうかもしれないからです。

人間関係において依存が生まれやすいのは、孤独を感じたり不安を感じたりしたときなどさまざまですが、患者と医師の関係にも依存が生まれやすい土台があります。患者が医師のところへ来るのは体調が悪くて弱っているときですから、弱っているときに不安を解消してくれる医師に依存したくなるのは、人間の心理として当然のことです。そのため、患者と医師の関係性には絶えず注意を払っていなければ、患者から依存される結果につながってしまうのです。

近年は、患者と医療者がともに治療方針の意思決定に参加する共同意思決定（ＳＤＭ）という考え方が知られてきています。患者が参加しない場で医療者だけが治療方針を決めてしまうと、治療方針の押しつけになってしまうかもしれません。それを防ぐために、患者も医療者とともに治療方針の決定に参加するという考え方が重要になってきているのです。

こうした考えが重要であるといわれる中で、患者が医師に依存してしまうと対等な関係で意思決定をすることが難しくなってしまいます。さらに、患者が医師に依存するようになると、最初は体の不調を訴えていたにもかかわらず、次第に心の不安や不満を訴えるようになることがあります。

こうなってくると、患者は受診するたびに精神的な不安・不満を訴えるようになって、どんどん精神科や心療内科の領域に入っていってしまいます。その結果、本来やるべき内科的な治療を行うことができなくなってしまいます。こうならないためにも、医師は患者とある程度の距離を保ちつつ、依存が生まれないように患者の自立を促さなければならないのです。

必要な情報だけを集めようとすると
かえって効率が悪くなることも

医師の中には、患者と話しながら主訴や病気と関係ない情報をシャットアウトしようとする人もいます。限られた時間の中で最大限に情報を引き出そうとするあまり「必要な情報だけ」を集めようとして、時には雑談すらすべて省いて一問一答のような形で問診する医師もいるのです。

しかし、私はこうしたやり方が望ましいとは思いません。なぜなら、一見不要に見える情報の中にも病気に関する重要なヒントが隠されていることが少なくないからです。患者から収集できる情報は、大きくは直接病気に関係する「メイン」の情報と、直接は関係しないけれど、どこかの段階で関係してくる可能性がある「サブ」の情報に分けることができます。患者から情報を引き出すためには、患者が話していることがメインの情報なのかサブの情報なのかを見極める能力が必要になります。

それぞれどのような情報かというと、メインの情報は分かりやすいと思います。体のどの部分が、いつから、どのように調子が悪いかなど主訴に関わってくるため判断に迷うことはありません。これに対してサブの情報は、一見すると病気に直接関係がないように思えるため注意して拾っていかなければ取りこぼしてしまう可能性があります。

具体的にはどのような情報がサブの情報になるかというと、家族の病気やトラブル、仕事上のトラブル、人間関係のトラブル、金銭的な問題などさまざまです。例えば、ある患者の夫ががんになり、手術をして入退院を繰り返して大変だと話したとします。この場合、夫は私の患者ではありませんから、彼女の治療に夫のがんは直接関係がないわけです。

しかし、こうした情報をカルテにメモしておくと、意外なところで役立つことが少なくありません。例えば特別な理由もないのに急に患者の症状が悪化したときに、カルテのメモを思い出してふと「ご主人の病気はいかがですか」と尋ねると、実は夫は闘病の末亡くなったなどの話を引き出せることがあるからです。この場合、急に病状が悪化した背景に夫の死が関係している可能性は極めて大きいといえます。

あるいは、患者との対話から意外な病気が見つかったこともあります。睡眠時無呼吸症候群の治療に用いる、CPAP（シーパップ：持続陽圧呼吸療法）と呼ばれる治療装置を用いた患者のケースでした。CPAPは、機械で圧力をかけた空気を鼻から空気の通り道（気道）に送って、気道を広げることで睡眠中の呼吸を助ける装置です。

ある患者でこの装置を使って治療を行ったところ「装置の音がうるさくて、夜眠ることができない」との訴えがありました。CPAPは眠るときに使う装置ですから、それほど大きな音がするものではありません。しかし、風が出るためまったくの無音ではありませんし、感じ方は人それぞれです。もしかしたら、人によってはうるさいと感じる人もいるかもしれません。ところがよく聞いていくと、その患者は装置を付けると誰かがガンガン扉を叩くので、それがうるさくて眠れないと訴えるのでした。

私はこの話を聞いて驚きました。CPAPを使用したら、誰かが自宅のドアを叩くなどあり得ません。どう考えても、この患者の妄想であることが分かりました。そこで、家族に相談して精神科を受診してもらったところ、やはり精神科領域の病気であることが分かったのです。このほかにも診察室での会話に違和感を覚えてじっくり聞いていったところ、認知症が始まっていることが分かったケースもありました。

このような情報は、医師が患者から丁寧に聞き出してカルテに記録していったからこそ知ることができるものです。隠れた病気の原因などを知るためにも、一見関係ないと思われるような情報も集めておくことが大切です。もしも医師が病気以外の情報を一切知ろうとしなかったら、病気が悪化した原因や患者がつじつまの合わない訴えをする原因などが、分からないままになってしまうかもしれないからです。

さまざまな見解があると思いますが、私は精神的なストレスは病気に大きな影響があると確信しています。過去にリウマチなどの慢性疾患が、精神的なストレスが原因で悪化したケースを何人も経験しているからです。だからこそ、治療に直接関係のなさそうなサブの情報も丁寧に拾っておくことが大切なのです。

サブの情報は、ほかにも例えば痛みを評価するときに役立つこともあります。リウマチとは、免疫の異常によって手足の関節などが腫れたり痛んだりする病気ですが、痛みの感じ方というのは人それぞれですから、客観的に評価するのは難しいといえます。

そこで、私たちは痛みを評価するためにビジュアルアナログスケール（ＶＡＳ）という評価指標を用いています。ＶＡＳとは、紙の上に10㎝程度の線を引いて、左端が0でまったく痛みがない状態、右端が１００で想像できる最大の痛みとして、患者に「あなたの痛みはどれくらいですか？」と質問し、痛みが0～１００のどのあたりになるのか示してもらうことで痛みを評価する手法です。

こうした手法は、痛みを客観的に評価するのに有効です。しかし、完全に痛みを把握できるわけではありません。患者によって痛みの表現が控えめな人もいればオーバーな人もいるなど、個々の性格なども反映されるからです。この個々の性格を知るためにも、サブの情報は有効です。ある患者はもうほとんど治っているはずなのに、どうしても痛みの評価が改善しないこともあります。反対に、どう考えても症状は極めて深刻であるにもかかわらず、痛みの評価で100を選ばない人もいます。

仮に、本当は痛みがほとんど改善しているはずなのに0や1を選ばない患者であれば、痛みや病気への恐怖心が極端に強かったり、臆病な性格だったりすることがあります。この場合は、患者が必要以上に痛みを深刻にとらえている可能性なども考えて、薬を増減する必要があります。同様に、病状が深刻なのに痛みで100をつけない人は、非常に我慢強い性格である可能性もあるため、この場合も、患者の性格まで考慮して薬を調整する必要があると考えられます。

「すべての症状を医師に伝えてください」と院内に掲示

このように、治療を成功させるためにはメインの情報だけではなくサブの情報も役立つことがよくあります。だからこそ、私は診療所のモニターに「病気を見つけるために、すべての症状をつぶさに隠さず伝えてください。関係ないと思われる症状でも、ぜひ医師へ伝えてください。私は、関係があるものは関係があると言いますし、関係がないものは関係ないとはっきり言います。伝えても重要な情報ではないと言われてしまうことがあるかもしれませんが、患者さん自身が大事だと感じたことは、一度で諦めないで何度でも医師へ伝えてください」とメッセージを表示して伝えています。

なぜかというと、それががんをはじめとする病気の発見に極めて重要だからです。どれほど慎重に診察しても、丁寧に検査をしても、病気の見落としをゼロにすることはできません。患者が訴えている情報が、病気に関係があるものか関係がないものかは患者自身が判断することはできません。だからこそ、どのような情報でもとにかく話してほしいと伝えています。知らなければ、必要な情報かそうでないかの取捨選択すらできないからです。

また、いくら情報を集めたとしてもどうしてもこぼれてしまう情報は出てきてしまいます。ですから、病気の症状と関係がないかもしれないとしても、患者自身が違和感を覚えたり自覚があったりする症状などを伝えてもらうことは重要です。そのような情報から、貴重な診断の糸口が見つかることがあるのです。

特にがんのような深刻な病気であれば、可能な限り早期に発見することが重要です。そして、それができるのは開業医しかいません。日常的に患者を診ている開業医だからこそ、小さな異常にも気づいて病気を早く見つけてあげることができるからです。

オープン・クエスチョンとクローズド・クエスチョンを使い分ける

できるだけスピーディーに、そして正確に正しい診断にたどり着くためには患者から多くの情報を引き出すことが重要ですが、それがうまくいかないこともあります。中には自分が思っていることを伝えたり表現したりすることが不得意な患者や、極端に無口な患者もいるからです。

そのようなときは、私は質問の仕方を変えるなどさまざまな工夫をします。例えば、それまでクローズド・クエスチョンで質問していたとしたら、オープン・クエスチョンに切り替えるなどです。クローズド・クエスチョンとは、相手が「はい」か「いいえ」、あるいは「1番か2番か3番」など、限られた選択肢の中で答えられる質問方法です。これは、相手の考えや事実を明確にしたいときなどには有効な質問方法です。しかし、これだと自分から話したがらない患者の場合、「はい」か「いいえ」以上に情報が広がらないという欠点があります。

これに対してオープン・クエスチョンは、相手が自由に答えられるような質問方法のことです。「あなたはどう考えていますか?」や「あなたはどうするつもりですか?」など、相手が自由に答えられるように質問することで、より多くの情報を引き出すことができるというものです。オープン・クエスチョンは、人によっては答えが漠然としてしまったり望んだ答えが出てこなかったりすることもありますが、そもそもの情報量が少ない患者から情報を引き出すには有効な方法です。患者から多くの情報を引き出すには、両方の質問方法を上手に使い分けながら会話を重ねていくことが重要です。

医師自身の先入観が診断エラーを生み出すことも

仮に、最初の段階で病名を決めてしまったら、その後の大きな診断エラーにつながる可能性もゼロではありません。診断エラーとは、患者の病気について適切に解釈できなかったり、あるいは医師からの説明を患者に適切に理解してもらえなかったりすることを指します。診断を間違ってしまうこともあれば、もっと早く診断できるはずだったのに診断が遅れてしまうことも診断エラーと定義できます。

本来ならば適切に診断できるはずが、なんらかの理由で適切に診断できないことは医師としてなんとしても避けたいことの一つです。では、どうして診断エラーが起きるかというと、知識や技術、経験が不足していることももちろん原因になりますが、そうではなくて医師自身の持つ認知バイアスが原因のこともあります。

『認知バイアス　心に潜むふしぎな働き』（鈴木宏昭　講談社）によれば、「認知」とは心の動き全般を指す言葉です。ものを見たり聞いたり、そこから何かを感じること、学ぶこと、覚えることなどはすべて認知です。また、見たり聞いたりしたことを通して、何かを学んだり判断することも認知です。

一方のバイアスとは、一言でいえば偏りや偏見、先入観などのことです。「バイアスがかかる」という言い方をしますが、これは先入観にとらわれるあまり物事の一つの面だけを見てしまい、そのほかの側面についての考えが足りないことを指しています。バイアスがかかっている状態は、偏りに一貫性があるので、結果の予測が可能になるという特徴もあります。

つまり、認知バイアスとは心の働きが偏っていたりゆがんでいたりすることを指します。私たちが何かを判断するときに、それまでの経験や価値観、固定観念などに影響されて、客観的な判断や冷静な判断ができないことはまさに認知バイアスといえます。

まだ十分に情報が集まっていない段階で私が病名を決めてしまったとしたら、バイアスによってゆがめられた私の思考は、自分の決めた病名に当てはまらない情報を「不要な情報」と誤って判断して、拾わなくなってしまう可能性があります。

正確な診断を妨げる「バイアス」と「ノイズ」とは？

正確な診断をするためにはできるだけ多くの情報を集めることが重要ですが、一方で情報の中に紛れ込むバイアスやノイズを排除することも必要です。膠原病を例に取れば、膠原病の人の約80％には出る症状もあれば、ほとんどの人には出ないけれど5％か10％の人には出る症状もあります。本来ならば、まずは可能性の高い症状から聞き出していって、そこに当てはまらなければ少しずつ小さな可能性にあたっていくというように、大きな網から小さな網へと情報収集の網を狭めていかなければならないはずです。

この段階では集められるだけ情報を集めていくことが重要であるにもかかわらず、自分の中で「きっとこの病気だろう」と決めてしまったら、それがバイアスになって5％や10％の人にだけ現れる症状に関する訴えを見落としてしまうことにもなりかねません。そうならないために、とにかく患者から情報を引き出して、その過程で特定の病名が浮かんでもまずは横に置いておくという姿勢が重要ではないかと私は考えています。

誤った診断を導くバイアスとノイズ

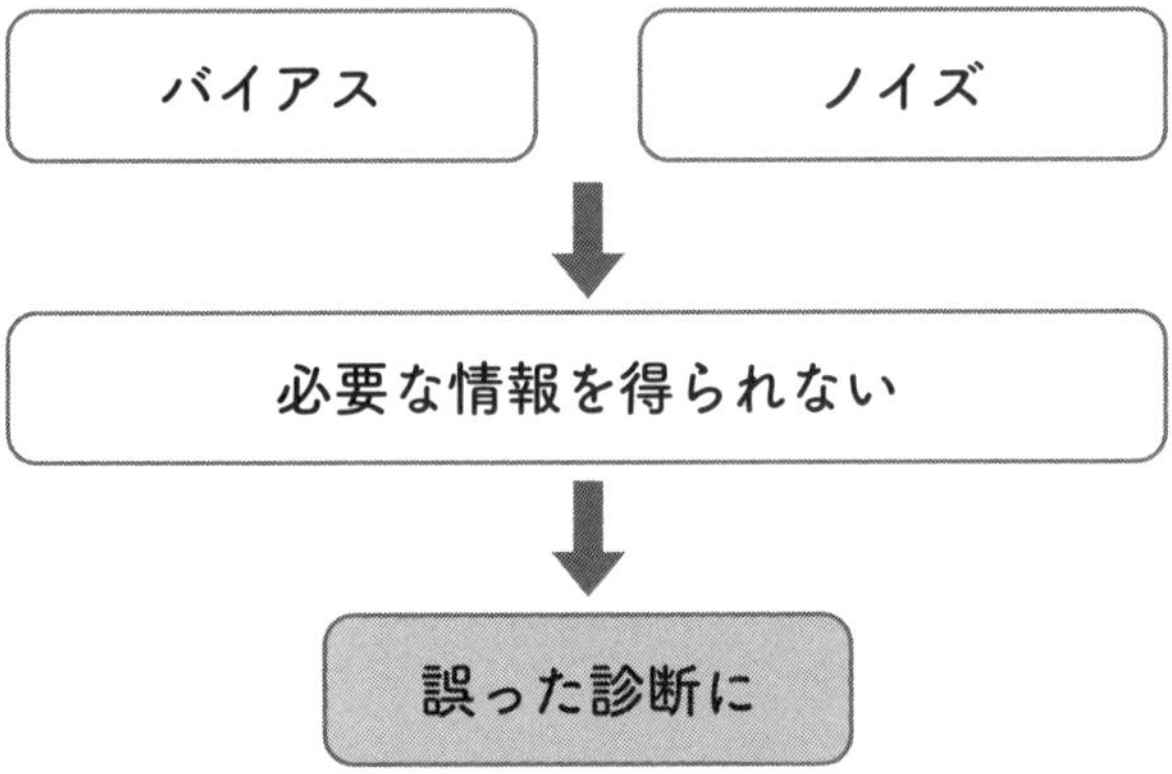

医師としてできるだけ早く正確な答えにたどり着くためには、バイアスやノイズを取り除くことが重要です。ノイズとは直訳すれば雑音で、不要な音や情報のことを指しています。バイアスと同様に、ノイズもまた正確な診断を妨げる要因になるものです。医師と患者のコミュニケーションの中におけるノイズとは、患者の病状や主訴とは関係なく患者が医師に伝えるさまざまな情報ととらえてもいいかもしれません。あるいは、患者が医師に伝える情報だけではなく、患者の顔色や歩き方、体つきなどの様子から医師自身が感じ取る情報もまた、広い意味ではノイズといえるかもしれません。

なお、物事を偏って見てしまうバイアスには、その人の思考の癖などが反映されるため一定の規則性があります。これに対してノイズは、規則性や一貫性はなくばらついているのが特徴です。ノイズは本筋から外れた外野からの情報と解釈することもできますが、ノイズが入ってくればくるほどバイアスが増えてくるという関係性にもあるのです。

医師自身が先入観や偏見に気づいてそれを排除する努力が必要

医師が患者から情報を収集し、それに基づいて的確な判断を下すには、可能な限りバイアスとノイズを排除することが重要です。そのためには、まずは自分の中に認知バイアスがあることに気づくこと、そして患者から収集する情報の中にはノイズが混じっていることに気がつくことが必要になります。

治療法一つ取ってみても、常にバイアスを排除して治療法を選択していくことが求められます。もちろん医師は患者の状態に応じて適した治療法を選びますが、AとBで比べたときに、１００％どちらが正解といい切れないケースはよくあります。

例えば、今はダヴィンチなどの手術支援ロボットを使った治療など、ひと口に手術といってもさまざまな選択肢があります。この場合、最先端の技術に全幅の信頼を置いている医師であれば、より多くの患者にダヴィンチ手術を勧めるかもしれません。反対に人間の技術に対して全幅の信頼を置いている医師であれば、ダヴィンチ手術よりも人の手による手術を勧めるかもしれないのです。このように複数の選択肢があり、はっきりとどちらが良いと決められない場合など、意思決定の過程で完全にバイアスを取り除くことは困難です。

だからこそ、医師は常に自分の中のバイアスや外からのノイズを排除するトレーニングを続けなければなりません。自分の中にバイアスがあることを意識せずに考えを進めていくと、少しずつ正解から遠ざかっていき、気づいたらまったく違う答えにたどり着いてしまうことも珍しくないからです。

また、ノイズもそれがノイズであることに気づくのは簡単ではありません。なぜなら、人間は自分の欲しい情報や自分にとって都合の良い情報は、ノイズとは受け止めずに収集していってしまうからです。自分にとって欲しい情報や好ましい情報は、仮にそれがノイズであったとしても心地よいノイズですから、ノイズであることに気づきにくいという傾向があります。それに対して自分にとって欲しくない情報や好ましくない情報は、すべてノイズに聞こえてしまうという逆の傾向もあります。こうして考えていくと、自分が接している情報が診断のために必要な情報であるのか、不要なノイズであるのかを選別することは、実はとても難しいのだと分かります。

バイアスもノイズも、至るところにあります。医師は多くの情報を論文などの文献から収集します。今、ＳＮＳやインターネット上に真偽不明の情報が飛び交う中、分からないことは文献を調べて情報収集するのは極めて重要ですし、正解にたどり着くための確実な方法といえます。ところが、情報収集の正攻法であるはずの文献を調べるときでさえ、そこにバイアスやノイズが潜んでいる可能性がゼロではありません。

なぜなら、文献から情報を得ることは間違っていないとしても、どのような文献を読むか選んでいるのは自分自身だからです。自分自身の好みや主観を交えて文献を選んでいる時点で、すでにバイアスがかかっているととらえることもできるのです。

偏見に気づかずに文献を読んでも、都合が良い情報が増えるだけ

これは、私自身が大学病院にいたときに上司から言われたことでもあります。当時、治療方法などの根拠を調べるために文献を調べてそれを上司に報告すると、上司から「誰が書いた文献か」「インパクトファクターはどうか」「その文献が掲載されている雑誌の信頼度はどうか」「商業誌なのか、そうではないのか」「文献自体はほかの研究者からどのように評価されているのか」などと質問され、これらの情報を正しく分析しながら文献を読むように厳しく指導されたものでした。

このようなやり取りを通して、私は徹底的に自分自身のバイアスやノイズを排除しながら文献を調べていくトレーニングを重ねていきました。バイアスやノイズがあることに気づかないままに、単に文献を探して読むだけでは不十分です。バイアスやノイズに気づかないでいくら情報を収集しても、結果として自分にとって都合の良い情報の山が出来上が

るだけだからです。多くの文献や論文を読んでいると聞くと、それだけで物知りで情報を知っている医師だと思いたくなります。ところが実際には、自分の好みの文献ばかりを読んでいるかもしれません。それによってますます自分の中のバイアスが強固になっていく可能性があるのです。

ディベートにはさまざまなメリットが

このように自分にとって都合の良い情報ばかり集めていないか客観的に判断するために、私自身がよく行っているのがディベートです。ディベートとは、公の場などで肯定派と否定派に分かれて討論し、最終的に第三者が判定を下します。自分の意見とは無関係にあえて肯定派、否定派に分かれて討論したり、最終的に第三者が判定を下したりすることなどから単なる議論とも異なります。

ディベートにはさまざまなメリットがあります。メリットの一つは、論理的思考が鍛えられることです。ディベートでは肯定派と否定派に分かれて相手を説得しなければなりませんから、論理的に物事を考えていくことが必要です。肯定するなら肯定するための、否定するならば否定するための論理的な根拠を提示する必要があるのです。

また、多角的に物事を見るトレーニングにもなります。正反対の意見を持つ相手を説得するためには、説得の材料は多ければ多いほどいいからです。そのため説得の材料を一つでも多く見つけるために、さまざまな角度から自分の意見を見つめるトレーニングにもなるのです。さらに批判的思考、いわゆるクリティカル・シンキングを鍛えることにもつながります。ディベートでは相手の主張を鵜呑みにせずに自分の主張を展開する必要があるため、相手の意見を批判的に見るクリティカル・シンキングが求められるからです。

このようにディベートにはさまざまなメリットがありますが、私はこれを誰かとやるのではなく頭の中で行う一人ディベートを取り入れています。もちろん、誰か他人とやってもよいですし、一人でディベートもできます。一人ディベートをする場合は、一つの意見に対して賛成派の自分と反対派の自分に分かれて意見を戦わせます。これによって、ともするとバイアスによって誤った方向に行ってしまいがちな自分の思考を正すことができます。自分自身の意見を正反対の側から見る癖をつけることで、絶えず自分自身を客観的に見つめる習慣をつけることにもつながります。

なお、バイアスを持ってしまうのは医師だけではなく、もちろん患者にも同様のことがあります。例えば関節の痛みはリウマチの典型的な症状ですが、リウマチ患者でリウマチのことばかり考えていると、どのような症状もリウマチに結びつけてしまうことがあります。

例えば、私の診療所を初めて受診した患者がいました。その患者は関節の痛みを訴えていて、自分でリウマチを疑って私の診療所を受診したのです。症状をいろいろと尋ねていくと、関節のあちこちを指してここが痛いと訴えます。事前に書いてもらった問診票には、現在かかっている病気はなく、飲んでいる薬もないとありました。

ところが、その患者の関節を診ているうちに、私はふとその人の皮膚が気になりました。その人の皮膚が、ある皮膚病特有の状態に似ていると感じたのです。そこで、関節だけではなく皮膚についてもあれこれと問診をしていたら、問診票には服用している薬が「なし」と表記されていたにもかかわらず、実は皮膚科を受診して皮膚病を治療中であることが分かったのです。どうやら患者は「服用している薬」と聞かれて、塗り薬は使っているが飲み薬は飲んでいないため「なし」と答えたようでした。結果として、その患者はリウマチではなく皮膚病の症状の一つとして関節に痛みを覚えていたというわけです。

このように、患者は医師ではありませんから、医師よりもバイアスを持って自分の体や症状をとらえることがあります。だからこそ医師は自分自身のバイアスをできる限り排除して、フラットな目線で客観的に患者から情報を収集していくことが求められるのです。

臨床医に必要とされるのは情報収集としての傾聴力

このように、臨床の場で開業医に必要とされるのは、多くの情報を集めるための傾聴力です。まずは、情報を集めてそこから必要な情報と不要な情報を選別していくにも、情報の絶対量が必要ですから、多くの情報を集められる聞く力は必須の能力です。そして、単に同意・同調するだけでは、患者との間に依存が生まれてしまうことがありますから、それを防ぐためには同調はせずに適度な距離感を持って対話を重ねる必要があります。

そして、情報を集める際には自分自身のノイズとバイアスを極力排除して、客観的な視点で臨む必要があります。これは日々の鍛練なくしては、習得できないスキルといえるかもしれません。さらには、情報を集めるときに先を急いで必要な情報だけを集めようとしないことも重要です。不要と思われる情報に、正確な診断につながる宝の山が隠れているかもしれないからです。

第4章

検査データのみにとらわれてはいけない
患者のエラーに柔軟に対応するために
必要な「分析力」

医学の世界を支配するレギュレーション

医学は科学ですから、一定のレギュレーションに則って診断や治療が行われます。レギュレーションとは、直訳すればルールや規則、規範を指しています。医療の世界では、医師や病院によって治療の質や内容にできるだけ差が生じないように、厳密なレギュレーションが設定されています。さまざまな例外はあるにしても、実際の診療の場では標準治療や診療ガイドラインに沿った治療が最初の選択肢として行われることが大半です。

標準治療や診療ガイドラインは、多くの医師たちの知恵と経験が集まったものですから、治療をするうえでこれらの内容が優先されるのは当然のことです。それぞれの医師が自分勝手に治療法を考えていたら患者に大きな迷惑がかかりますし、すでに確立された治療法があるのであれば、まずはそれを試してみることが重要なのはいうまでもありません。

その一方で、こうしたルールや基準だけにとらわれていると、本質を見失ってしまうこともあるのです。例えば、よくあるケースに「検査をしたけれど、どこにも異常が見つからなかった」というものがあります。患者が体調不良を訴えているにもかかわらず、検査してもどこにも異常が見つからない場合などです。この場合、いくつかの選択肢が考えられます。

一つには、自分の専門の診療科では異常が見つからなかったけれど、ほかの診療科の病気の可能性があるからほかの診療科に紹介するということもあります。あるいは特定の診療科で対応することが難しいと考えた場合は、複数の診療科がある総合病院などに紹介することもあるかもしれません。もしくは、患者の体には異常がないと判断して、精神科や心療内科を紹介することもあるはずです。

こうした対応は、医師としてそれほど問題がある対応とはいえません。医師にはそれぞれ専門がありますから、自分の専門ではないと判断した場合にほかの診療科を紹介することは当然の対応だからです。

しかし、ここでちょっとだけ立ち止まって、検査データに異常がないという事実をもう少しだけ深掘りしてみたら、違う事実が見えてくることもあるのを知ってほしいと思います。なぜなら、決められた方法やルールに従って検査や診断、治療をどれほど進めていっても、必ずそうしたルールから外れる例外があるからです。生きている人間を相手にしている以上は、100%基準に合うということは基本的にはないと私は考えています。

一般的な回答から外れる「患者エラー」が存在する

決められた治療法や検査データの基準値などは、決められた基準値内に収まることがほとんどで、多くの人にとってはそれがベストです。しかし、どのような人間であっても特異点、つまり一般的な概念から外れる部分があります。特異点は、シンギュラー・ポイントなどと呼ばれます。あるいは日常的な診療の際には、基準値に当てはまらないという意味で「患者エラー」ととらえることもできます。患者を診療する際には、この特異点や患者エラーを意識することが重要です。

人間の場合はこの特異点を一定の法則に従って予測することは困難です。なぜなら、100人いれば100通りの特異点があるからです。これはどれほど医学が進歩しても、標準治療が浸透しても、あるいは詳細な診療ガイドラインを作成してもカバーすることはできません。人間は生物学的に見れば同じ種類であったとしても、個体差は当然ありますし、そのすべての個体差をカバーするガイドラインを作成することは不可能だからです。

ここで必要になるのが、検査データなどのみにとらわれない柔軟な発想です。実際の診療の場では、基準から外れた患者のエラーに遭遇することはよくあることで、決して珍しくありません。だからこそ、標準治療や診療ガイドラインといった基本中の基本はしっかり把握したうえで、基準から外れた患者のエラーに遭遇しても、柔軟に対応し、自分の頭を使ってしっかり分析していく姿勢が臨床医には絶えず求められているのです。

では、どうすれば患者のエラーに遭遇しても柔軟に考えて分析することができるようになるかといえば、これはやはり1人でも多くの患者を診察して、1つでも多くのエラーを経験することにほかなりません。患者ごとに特異点は異なりますから、それを1つでも多く経験することで少しずつ臨床医としての経験値を積んでいくことが重要なのです。

私自身、最初の頃は多くのエラーに遭遇して悩みました。検査データでは異常が見つからないのに、どうしても患者の状態が良くならないケースもありました。反対に、検査データでは多くの異常が見つかったにもかかわらず患者にはまったく症状がなく、治療の必要性を理解してもらうのに苦労したこともあります。しかし、毎日150人以上の患者を診察し、それを約20年続けることでさまざまなエラーのパターンを経験して自分なりに分析ができるようになったのです。

まさしく、すべては患者から学びました。患者が多くのことを教えてくれるのは、医学の歴史を見ても明らかです。新しい病気は、すべて患者から発見されました。顕微鏡をのぞいていたら、新しい病気が見つかるということではないのです。

日々患者を診察していると「いったいこれはどういうことだ」というような、一般的な医学の基準や検査基準などから外れた患者に遭遇することがあるはずです。基準から外れた患者に遭遇したときに、どのような対応を取るかが、患者に選ばれる開業医になるのかそうではない開業医になるのかの分かれ道となるのです。

何よりも重要なことは、検査データのみにとらわれてはならないということです。すべての事柄に白黒はっきりつけられるとは限りません。条件次第で白にもなるし、黒にもなります。検査データもそのときの条件次第で、本来異常値が出るはずの人で正常値が出たり、反対に正常値になるはずの人が異常値になったりということは十分起こり得ます。

矛盾を拾って、患者の症状や訴えと突き合わせていく

だからこそ、そのようなときにきちんと矛盾を拾っていかなければなりません。そして、丁寧に患者の症状や訴えと突き合わせていくのです。この作業を怠ってしまったら、患者の異常や異変に気づいてあげることができないで、すぐにメンタル面での問題と判断してしまうことにつながります。

基準から外れた患者に遭遇したときに「検査データに異常がないから、あなたは病気ではありません」と言って、そのような患者を片っ端から心の問題と片付けていたら、その医師は患者から選ばれる医師にはなれません。もちろん、中には本当にメンタル面からアプローチすることが必要な患者もいますが、全員ではないはずです。そうしたときに疑問を抱いたり、違和感を覚えたりして、自分なりに文献を調べるなどの行動を取れるかどうかが大きな分かれ目になるのです。

違和感を覚えられる感覚を養うには、やはり経験を多く積み、学び続けることが必要で

す。もちろん、情報をできるだけ多く集めることも大切です。知識と経験、そして情報を得たうえで、さらにそこから真実にたどり着くために必要なことは自分自身の想像力です。情報と情報をパズルのように組み合わせていって、違和感の正体を探していくのです。

私は実際にこの方法で、リウマチを疑って受診した患者のがんを見つけるなどの想定外の出来事をいくつも経験してきました。こうした想定外の結果にたどり着くには、基準から外れたエラーを単なる偶然として見過ごさず、徹底してエラーの正体を見極める真摯な姿勢が必要になるのです。

検査データでなんらかの結果を得られたからといって、そこで安心したり思考を止めたりしてはなりません。なぜなら検査項目というのは数多くありますが、多くの場合はその医師の専門分野の範囲内で、医師自身にとって慣れ親しんだ検査をやってその結果を見ているにすぎないからです。

一定のルールに則って判断するだけならばＡＩに勝つことはできない

自分の専門領域においては必要な検査をしていますが、それ以外の領域の検査をしたり全身くまなく調べたりする医師は少ないと思います。もちろん、通常であれば自分の専門分野の検査を行うだけで問題ありませんし、何から何まで検査をしていたらあっという間に保険点数の審査ではじかれて、診療報酬の返還を求められてしまいます。

私が伝えたいことは、自分の専門領域だけを検査しているにもかかわらず、その結果をもって大丈夫だと判断することは問題だということです。それは、一部の情報しか収集していないのに、すべての情報を確認したと勘違いしてしまうことにほかならないからです。

単に、情報を集めて基準に当てはまっているかそうでないかを見るだけならば、わざわざ医師がする必要はありません。なぜなら、それならＡＩが行っても変わりがないからです。むしろ、膨大な情報を収集して瞬時に基準に適合するかどうかを判断するだけならば

AIのほうが得意な可能性もあります。

AIの波は医療の世界にも押し寄せていますが、特にAIの活用が進んでいるのは画像診断などの分野です。実際の治療の分野では、まだまだ医師が直接行わなければならないことがほとんどですが、診断技術の補助としてのAIの活用が広がっています。これはまさしく、膨大な情報を瞬時に処理して異常を発見することが、AIの得意とする分野だからだと思われます。しかし、AIは一定の規則に則って正常か異常かを判断するため、生身の人間に起こりがちな想定外のことに対応することは不得意です。

患者と接する臨床医ならば、どのようなイレギュラーな状況にも対応できるような柔軟さが必要です。患者は医療の素人ですから、突拍子もないことを言うことだってあるわけです。例えばリウマチの治療をしているのに「最近胸がドキドキすることがある」「歯がうずいて我慢できない」など、まったく関係のない症状を訴えてくることは日常茶飯事です。だからこそ、医師は単に情報を収集して基準に当てはめるだけではなく、エビデンスや診療ガイドラインなどをベースにしつつ、そのうえで患者ごとの特徴をつかみながら情報を収集し、そこに自分自身の判断力や想像力を加えながら分析することが求められます。

エビデンスだけでも不十分ですし、患者の特徴を把握するだけでも自分自身で考えるだけでも足りません。エビデンスと特徴を踏まえた情報収集、そして自分自身の経験に基づく判断の３つすべてがそろって初めて本当の意味での分析力となり、正しい診断に近づくことができるのだと私は考えています。

情報収集と基準値に対する適合・不適合だけならばＡＩのほうが優れているかもしれませんが、それだけで診断や治療ができるわけではありません。実は、検査データを正確に読み解くには多くのスキルが必要になります。基準値に適合しているか適合していないかなどと、単純に判断できるものではないのです。

検査データには物語がある

実際に検査項目は非常に多く、内容も多岐にわたります。多くの項目がありますが、当然それぞれに意味があります。検査データの一つひとつは単なる数字の羅列のように見えますが、実はそうではありません。データ一つをとっても背景には多くの物語がありますし、医師は、想像力をもってその物語を読み解く能力も求められているのです。

これは、例えば優れた小説などにも置き換えることができます。優れた小説や文学作品などは、読み手に作品を理解するだけの読解力があって初めてその価値を理解してもらえます。もしも読み手がまったく文学に興味がなかったり理解がなかったりしたら、その作品の価値や作品に込められた意味、著者の訴えたかったことなどは伝わらないままで終わってしまうかもしれないのです。

同じ文学作品を読むにしても、読解力が高い人とそうでない人で、まったく異なる読後感を抱くことがあります。例えば、一人の少年を主人公とした物語があったとします。その作品を読んだある人は、それを少年の成長物語だと読み取るかもしれません。あるいは別の人は、少年を通して著者は人間の本性や欲望など、闇の部分を描きたかったのだと解釈するかもしれないのです。

実は、これは病気の診断をするための検査データにも同じことがいえます。検査データには物語があり、それを読み解けるかどうかは医師の経験や知識、想像力などさまざまな能力次第といえるからです。

ＡＩは「正常だけれど異常」という事態を発見できない

例えばどういうことかというと、検査データでずっと正常な項目が並んでいる中に、１つだけ異常な項目があることがあります。あるいは反対に、ずっと異常な項目が並んでいて、その中に１つだけ正常な項目が入り込んでいることもあります。このようなデータに遭遇した医師は「あれ、おかしいな？」と首をかしげると思います。ここは、物語の起承転結でいえば「転」の部分にあたると考えることもできます。

医師が検査データを読み解く際には、頭の中でなんらかの病気の予想、つまりストーリーを作りながらデータを追っていきます。肝機能の数値に異常を見つけたら、問診や触診、視診など検査データ以外のさまざまな診察結果を総合して、肝臓でつくられる胆汁の流れに異常があるのかもしれないと考えたり、中性脂肪が肝臓に蓄積する脂肪肝があると予想したりできます。そして自分が組み立てたストーリーに沿って検査データを見ていくと、どこかで矛盾に行き当たることがあります。胆汁の流れに異常があるならば、ＡとＢとＣ

の複数の項目で異常が出るとします。そのときにAとBでは異常が出ているもののCは正常な数値だとしたら、それは数値としては正常ですが、その病気の人の検査データとしてはある意味で異常なのです。

こうした異常を見つけることは、ＡＩには決してできません。なぜなら、ＡＩはデータが基準値から外れている異常を見つけることはできても、「基準値内で数値としては正常だけれど、患者の症状に照らし合わせると異常」という状態を見つけることは不得意だからです。だからこそ、こうしたときに医師は専門性を発揮すべきです。医師がエビデンスに基づいてデータを見て、かつ患者の特異性も把握したうえで、柔軟に分析することで初めてこうしたエラーに気づくことができるのです。

正常値の中に潜む異常を見つけられるかどうかは、ＡＩと想像力を持つ生身の医師を大きく分ける点といえます。そして物語でいえば起承転結の「転」にあたるこの矛盾を乗り越えてこそ、初めて正しい診断という「結」にたどり着くことができるというのが私の考えです。

矛盾を矛盾のまま放置してはならない

　このように、ちょっと診ただけでは原因が分からない検査値の矛盾というものは決して珍しくありません。では、こうした矛盾に遭遇したときにどうすべきかというと、本来ならば別の検査などを行い、幅広い角度から患者の体を診ていくべきです。例えばエコーをしたりＣＴを撮ったりなど、画像検査をしてみるのもよいと思います。しかし、実際にはそこまで追求されることは少なく、矛盾が矛盾のままにされてしまうこともあるのです。

　実際にはもちろん、自分の専門の領域ではなかった場合、適切な診療科を紹介してそちらで詳しい検査をすることになります。しかし、紹介するにしても情報が少ない状態で紹介するより、少しでも多くの情報を集めたうえで紹介したほうがよいわけです。

　紹介先の診療科を選ぶにしても、そこには根拠が必要です。明確な根拠がなくほかの診療科を紹介して、そこでも問題がなければ、紹介先の診療科からも「問題なし」と患者は返されてきてしまいます。例えば、肝臓の病気で貧血になっている患者を血液内科に紹介してしまったら、血液内科でどれほど専門の検査をしたとしても問題は見つかりません。そうなれば、あちこちの診療科をたらい回しにされて迷惑を被るのは患者なのです。

だからこそ、紹介するにしてもこちら側でできるだけ情報を収集し、根拠をもってほかの診療科の医師へ紹介することが必要です。自分の診療科でここまで検査をして○○の病気が疑われること、だから○○を検査してほしいなどしっかり道筋を立てて紹介することで、患者のたらい回しやそれによる診断の遅れなどを防ぐことができるのです。

もちろん医師によってやり方はそれぞれですから、中には少しでも自分の専門外だと感じたら、端から紹介状を書くやり方の医師もいると思います。今は臓器によらない診断を得意とする総合内科などを各病院が設けているので、そこに紹介して終わりとする医師もいると思います。自分のところで追加の検査をするよりも、専門の医師に任せたほうが効率が良いと考えるのだと思います。

しかし、いくら専門の医師であるといっても、情報不足のまま紹介されたら正確な診断ができないか、できるとしても時間がかかってしまうことがあるはずです。そして、情報が足りないまま診断を進めていけば、紹介先の病院でも病気を見逃してしまう可能性だってゼロではありません。

もしも紹介先の病院でも「問題なし」となった場合、患者は最初に紹介した診療所に再び戻るかといえば、戻るはずがないのです。なぜなら、簡単な検査しかしてくれずすぐにほかの診療科を紹介して、そこでも診断がつかなかったとなれば、患者は最初の診療所のことは見限って第3の病院や診療所を探すに違いないからです。

仮にほかの診療科を紹介するにしても、できる限り病気を見つけようと試行錯誤してくれた医師と、すぐに「専門ではないので紹介状を書きます」と紹介した医師とでは、患者から見れば前者は信頼できるかもしれませんが後者は信頼できないと感じることもあります。ましてや紹介先でも「分からない」「問題ない」などと診断されてしまったら、その患者は二度と最初に受診した診療所の門をくぐることはないはずです。

この場合、最初の診療所はかかりつけ患者を増やすチャンスを失ってしまうことになりますし、患者のほうも病気の発見が遅れてしまう可能性が出てきます。つまり、双方にとって不幸な結果になってしまうのです。

多くの情報を基に仮説を立ててから紹介する

このような不幸な結果を招かないためにも、またかかりつけ医として長く患者からの信頼を得るためにも、紹介するとしてもできる限りの努力をすることが必要です。そのため、私が患者をほかの診療科に紹介する場合は、事前にできる限りの検査をして情報を集めておくと同時に、自分の中でもいくつかの仮説を立てて考えをまとめておきます。

「仮に○○の診療科で検査をして異常が見つからなければ、次はこの可能性が考えられるので、△△の診療科で調べてもらおう」などとあらかじめ頭の中で次に取るべき行動をまとめておき、患者には、検査結果を持って再び受診するようにしっかり伝えておきます。

紹介すると同時にいくつかの可能性を考えておく理由は、そうしないと手遅れになってしまうことがあるからです。もちろん、1回の紹介ですぐに診断がつけばそれに越したことはありません。しかし、どうしてもすぐに診断がつかないこともあります。その場合、患者が戻ってきたらすぐに対応できる体制を整えておかなければ、病気の発見が遅れてしまうかもしれないのです。

私がこのように考えるようになったきっかけは、私自身の苦い経験が背景にあります。私のかかりつけの患者で、もともと心臓にも肺にも持病がある患者がいました。患者は胸に痛みを覚えて、休日だったので救急外来を受診したのです。しかし、そこで問題なしと診断されてその日は帰されました。そして翌日、念のため循環器外来を受診しましたが、そこでも問題なしと診断されて、最終的に私のところへ「やっぱり胸がムカムカする」と受診したのです。

受診の経緯を聞いて、私は救急外来も含めて2回も循環器の医師が診ているのだから、心臓には問題がないのだろうと判断しました。そこで、問題があるのは肺か消化器だろうと疑い、胸のレントゲンを撮影しました。レントゲンの結果、胸には問題がなかったので、消化器のトラブルだろうと考えたのです。逆流性食道炎など一部の消化器の病気では胸の不快感を覚えることがありますから、その可能性が高いと判断したわけです。

そして、消化器の薬を処方して数日後に再度受診してもらうこととして、その日の診察は終了しました。ところがその翌日、患者は心臓に発作が起きて、救急車で運ばれて入院することになったのでした。

私の判断が甘かったのは、すでに2人の循環器内科医が診ているのだから心臓は問題がないだろうと単純に判断してしまったことです。たとえ過去にほかの医師が診ていたとしても、確信を持つためには自分自身の目で見て判断すべきだとこのとき強く感じました。

しかし、こうした残念なことはドクターショッピングなどを繰り返す患者を中心に、往々にしてあることです。患者の口から「○○の診療科を受診して問題なしと言われた」と聞いたら、その診療科の病気は除外して考えてしまうことがどうしても出てくるからです。

リウマチの治療でがんを発見

検査データのみにとらわれず、柔軟に思考を巡らせていった結果、思わぬ病気が見つかった経験も数多くあります。例えば、私の専門である膠原病を疑って受診したところ乳がんが見つかったAさんのケースがあります。もともとAさんは、血液検査をしたところ肝臓の数値に異常が見つかり、肝機能障害の疑いということで消化器内科を受診しました。

なお、このとき異常が見つかったのは、ＺＴＴ（硫酸亜鉛混濁試験）とＴＴＴ（チモール混濁試験）という2つの検査項目です。どちらも大まかに肝機能に異常がないかを調べるための検査項目ですが、昔から行われている簡便な検査の一つであり、今は健康診断などの検査には含まれていない項目です。

Ａさんは、血液検査でこのＺＴＴとＴＴＴという項目に異常が見つかって消化器内科を受診しましたが、消化器内科で検査をしたところ肝機能には異常がないことが分かりました。また、ＡＳＴやＡＬＴ、γ－ＧＴＰなど肝機能の異常を示すその他の項目には問題はありませんでした。

それで、リウマチや膠原病などを疑って私のところへ紹介されてきたのです。ＺＴＴとＴＴＴという項目は、肝機能だけではなく免疫の異常でも異常値が出るため、消化器内科の医師が膠原病などを調べたほうがよいと判断して私を紹介したのでした。

そこで私はリウマチや膠原病を疑ってさまざまな検査を実施したのですが、いくら調べてもリウマチでも膠原病でもありませんでした。これは、どう考えてもおかしな話です。血液検査の結果によれば、この患者はＺＴＴとＴＴＴに異常があることは明白です。しかし、これらの項目に関係のある肝機能を調べても免疫系の病気を調べても、どちらも異常は見つかりません。これは理屈に合わない話といえます。

ここで、もしも想像力が不足していれば、原因不明としてそこまでで検査を終了してしまうかもしれません。それは無理のない話でもあります。血液検査で異常な数値を見つけて、その数値に関連する主な病気を調べたにもかかわらず病気が見つからないのであれば、それ以上できる手はないと思ってしまうのも仕方がないからです。

しかし、私は諦めませんでした。異常値が出るからには、絶対に体のどこかに異変が起きているはずだからです。なんとしてもそれを見つけてやろうと必死になって考えたのです。そうして通常の検査に加えて、CTによる造影検査も実施しました。すると、なんと乳房の付近に本来はあるはずのない影のようなものが映っていました。

これはおかしいと考えて、さらに検査を進めて腹部にもCTによる造影検査を行ったところ、肝臓のあたりにやはりあるはずのないブツブツとしたものが見えてきたのです。こうした新たな発見を基に検査を進めていったところ、最終的にAさんは乳がんの多発性肝転移であることが分かりました。つまり、最初に乳がんにかかり、それが肝臓に転移した状態だったのです。

ここで最初の血液検査の結果を振り返れば、ＺＴＴとＴＴＴの数値が上昇したのは、やはり肝臓に異常があったからでした。しかし、乳がんの多発性肝転移の場合、その他の肝機能数値が上昇しないことがあります。そのため、Ａさんの場合もがんの可能性を見落とされてしまったのでした。

Ａさんのケースでは私が紹介元である消化器内科からの情報だけに頼っていては、病気を発見できなかった可能性が考えられます。消化器内科の医師が診ているのだから、腹部のＣＴまで撮る必要はないだろうと思い込んでしまっていたかもしれないからです。また、私が自分の専門領域のみにこだわっていても、やはり病気を見落としていた可能性があります。自分の専門は膠原病であり、それが見つからなかったのですから「私の専門外の病気ですね」と言ってそこで診断を終了する医師だっているのです。

この場合、患者の病気が相当進行するまで見つけてもらうことができなくなってしまいます。ＺＴＴやＴＴＴはそれほど重要な検査というわけではありませんから、異常がそこにしか見つからないのであればその時点では経過観察のみとなり、相当進行して自覚症状が出るまで病気が見つからなかった可能性があります。しかし幸いにしてAさんは病気を見つけることができたので、早い段階で治療につなげることができました。

矛盾を見過ごさず正しい病名にたどり着く

ほかには、私がまだ研修医として消化器内科にいた頃に受け持ったBさんがいます。Bさんはクローン病という消化管の病気を患って、私が勤務する病院に入院していました。クローン病とは炎症性の腸疾患の一つで、小腸や大腸の粘膜に炎症が起きて潰瘍などができる原因不明の病気です。特に若い人に多く、厚生労働省が指定する難病の一つとなっています。

Bさんはかなり重症のクローン病で、すでに口から食事をすることもできずにチューブで栄養を摂取する経管栄養を受けていました。Bさんの消化器の画像を見たときに、極めて典型的なクローン病の兆候が見て取れました。この画像を見る限り、確かに間違いなくBさんはクローン病のようでした。

ところが一つだけ、私にはどうしても気になることがあったのです。それは、血液検査で乳酸脱水素酵素とも呼ばれるＬＤＨの値が急上昇していることでした。しかも、少々の上昇ではありません。明らかにあり得ないほどの異常な数値になっていたのです。

どうしてもこの数値が気になった私は、すぐにこのことを上の医師に相談しました。ＬＤＨの上昇が気になるので、追加でもっと詳細な検査をすべきではないかと提言したのです。しかし、上級医からの答えは「クローン病でもＬＤＨが上昇することはある。何もおかしな話ではない」という素っ気ないものでした。当然、追加の検査も却下されてしまったのです。

しかしそのような答えを受けてもやはり納得できなかった私は、自分自身でＬＤＨが上昇する病気を一つひとつ調べていきました。すると、やはりがんなどでＬＤＨが上昇する可能性も高いことが分かりました。Ｂさんのケースでも、念のためがんの可能性を考えて検査を行うべきだと改めて強く感じたのです。そこで再度、上級医に精密検査を提案したところ「金子がそこまで言うなら」ということで、今度は検査を認めてもらうことができたのです。その結果、Ｂさんは胃がんの末期でステージ４のスキルス胃がんであることが分かりました。

スキルス胃がんは、胃の壁を硬く厚くしながら広がっていくタイプの胃がんです。がん細胞が胃の粘膜の表面などに塊をつくる通常の胃がんとは異なり、塊をつくらずにバラバラに胃の内部をはうように広がっていくため、内視鏡などでも発見が困難です。胃がんの中でも特に発見しにくく進行が早いため、発見されたときにはすでにリンパ腫などほかの場所に転移していることが珍しくありません。Bさんのケースでも、見つけたときにはすでにほかの場所に転移していました。

スキルス胃がん自体が発見しにくいがんであることに加えて、Bさんが不運だったのはクローン病でも食事が摂れないなど胃がんと同様の症状が出ることです。そのため、ただでさえ発見しにくいスキルス胃がんの発見が、より一層遅れてしまったのでした。

非常に残念なことに、このケースではクローン病もスキルス胃がんもどちらも重症だったので、最終的には治療の甲斐なくBさんは亡くなりました。しかし、クローン病だけではなくBさんのもう一つの病気を見つけることができたのには大きな意味があるといえます。がんがあることが分かったことによって、より正しく予後を見通して家族と残された時間を過ごせるように配慮したり、苦痛を取り除くために必要な処置をしたりなどの対応を取ることができたからです。

この経験からも私は、検査データなどを見て何かしらの違和感を覚えたら決してそれを見過ごさず、徹底して納得いくまで事実を追求することの重要性を知りました。このときも、一研修医である若造が上司の医師に進言するのは、もしかしたらあまり例のないことであったかもしれません。しかし、私の提言がなければ、Bさんは最後までクローン病ということだけで診断されて治療を受けていたことになります。最終的に亡くなったからといって、正しい病名を知る必要がないということは決してありません。だからこそ、医師が臨床現場で違和感を覚えたら、違和感の正体が見つかるまで病気と向き合うことが必要なのです。

非常識だと思われる判断も数年後にはスタンダードになる

今から約20年前に出会った患者であるCさんのケースは、あえて当時の標準的な治療のスタンダードからそれた治療を行ったものが、数年後には私の判断が世間のスタンダードになったケースです。

Cさんはまだ20代の女性で、リウマチになって私のところを受診しました。少し前に結婚したばかりで夫婦ともに子どもを望んでいましたが、病気のせいで諦めていました。リウマチの治療薬のなかには妊婦に使えないものがありましたし、何よりもCさん自身が体の痛みやしんどさによって、妊娠したり子育てしたりする気力が持てないということでした。

リウマチは女性に多い病気ですが、当時のリウマチ治療において妊娠希望者や妊娠中の患者に使える薬はほとんどなく、妊娠を望む女性患者にとっては厳しい状況でした。私はCさんの本当は子どもを持ちたいと望んでいる気持ちと、病気のせいで諦めなければならないという悔しい気持ちが痛いほど分かりました。そのため、なんとかCさんの願いをかなえる方法はないかと診療の合間を縫って文献を調べるなど、方法を探していったのです。

Cさんは体の痛みや不調を改善させなければ妊娠しようという気持ちにすらなれないとのことでしたので、まずはこうした薬を使って病気をきちんとコントロールすることが重要でした。そうして病気をある程度コントロールできた段階でしばらく休薬して、妊娠しても問題がない状態になってから妊娠を目指すのがいちばんだと考えました。

そこでCさんには、メトトレキサートというリウマチに最もよく使われる薬の一つを使いました。これは免疫抑制作用を持つ抗リウマチ薬で、日本でも20年以上の歴史を持つリウマチ治療の中心的な薬の一つです。妊娠中に使用することができませんが、3カ月間休薬すれば妊娠しても問題がありません。メトトレキサートを中心としてインフリキシマブなどの生物学的製剤も組み合わせ、症状をしっかり抑えることに力を入れました。同時にCさんに対しては、症状がある程度コントロールできるまでは妊娠を控えてもらうようにも伝えました。

ところが薬による治療を継続していっても、どうしてもこれらの薬を使用しなくても大丈夫なまでには病状が改善しませんでした。休薬することができる状態まで症状が改善しなければ、Cさんは妊娠することができません。生物学的製剤には妊娠中も使うことができるものがありますが、抗リウマチ薬であるメトトレキサートは禁忌です。そして、生物学的製剤がしっかり効果を発揮するためにはメトトレキサートを服用することが必要だったので、どちらか一方だけをやめてもう一方を継続することはできませんでした。

しかし、ちょうどその頃、分子標的治療薬の新しいリウマチの治療薬が発売されたのです。発売されてすぐに、私はこの新たな分子標的治療薬のことを文献で調べました。するとこの薬は理論上、妊婦に使用しても問題がないことが分かったのです。しかし当時日本では発売されたばかりで、妊婦に対する使用が認められていませんでした。

通常、国内で使用される薬については、製薬会社がさまざまに安全性を証明して、そのうえで厚生労働省が認可をしなければなりません。この新たな生物学的製剤については、国内で発売して使用されることは認められたものの、妊婦に対しての使用は、まだ日本人のデータがなく安全性が確認されていないため認められなかったのです。

ここから先は、医師によって判断が大きく分かれるところだと感じます。医師によっては、厚生労働省が認めていないのだからこの薬は使うべきではないと判断して、患者に妊娠を諦めるように伝える人もいると思います。それはそれで、一つの正解といえるのだと思います。

しかし、私はそうはしませんでした。徹底して文献を調べた結果、自信を持って妊娠中もこの薬は使えると思いました。そしてCさんは妊娠を望んでいました。この薬を使用することで患者の希望をかなえられるのであれば、あとはお互いの同意があれば使用することができるのです。こう考えて私はCさんに、厚生労働省がこの薬を妊婦に使うことを認めていないこと、しかし私は今のCさんにはこの薬がベストであると思うことを説明していきました。その結果、Cさんは納得して新たな分子標的治療薬を使うことを決断したのです。

その結果、病状をしっかりコントロールしつつ数カ月後には念願の妊娠もかない、無事に赤ちゃんを産むことができたのです。この生物学的製剤は、妊娠6カ月頃まで使用しましたが妊娠中も出産後もCさんや赤ちゃんにトラブルはありませんでした。それからしばらくしたあとに、私がCさんに使用した生物学的製剤は妊婦が使っても胎児への影響は少ないことが分かり、今では妊婦のリウマチ治療において第一選択とされる薬になっています。

ところが当時はまだこうしたデータが日本にはなかったので、私が新しい生物学的製剤を妊娠中の患者に使用していると周囲に伝えたところ、周囲の医師たちからは批判の嵐が巻き起こりました。皆、「妊婦に対して認可が下りていない薬を使うなど、胎児への影響まで考えればリスクが大きすぎる。何かあったときにどう責任を取るのか」などと非難囂々《ごうごう》だったのです。それでも私は使用を続けました。そうすることが患者にとって最も利益が大きいと判断したからです。

結果として今、Cさんは3人のかわいい子どもに恵まれています。もしもこのとき私が薬の使用上のルールだけにこだわって、医師としての自分の経験や文献上に書かれている事実から目を背けたとしたら、今ここに3人の子どもはいなかったと思います。最終的に私の薬の使い方が妊婦のリウマチ治療におけるスタンダードになったことからも、今でも私は当時の判断を間違ったものだと思うことはできません。

開業医だからこそできる自由な診療

患者を診察していると、いかに実際の医療は教科書どおりにいかないかということを日々痛感すると思います。だからこそ一人でも多くの患者を診ることで、自分自身を鍛えていかなければならないのです。教科書どおりに治療を進めていって、基準と外れた患者に遭遇したときは、多くの医師が頭をひねることと思います。必死に頭をひねって、どうすれば正解にたどり着くことができるかを考えるのです。

これは医師にとって、簡単なことではありません。しかし私はこうした壁にぶち当たってそれを乗り越えていくことができるからこそ、開業医はやりがいがあるとも思っています。さまざまな患者のエラーに遭遇したときに、開業医であれば自分が納得できるまでとことんそのエラーと向き合うこともできます。そして、患者の了解さえ得ることができれば、自分自身が患者にとってベストだと信じる治療を行うことができるのです。

一方で、大学病院など大きな組織に属している場合は必ずしも自分一人で治療方法を決めることはできません。特に入院患者などであればこの傾向は大きいといえます。今は、医師の働き方改革が進んでいて、医師の労働時間が長くなりすぎないために各病院がさまざまなルールをつくっています。そうした中で複数の医師が主治医になる複数主治医制となっている病院もありますし、チーム医療において多職種で治療方針を検討することも一般的です。

あるいは、大きな病院であればその病院で使用できる採用薬があらかじめ決められていて、それぞれの医師が自由に使用する薬を選べないこともよくあります。それに加えて、そもそも組織である以上、上司にあたる医師の意見に異を唱えることは難しいこともあるはずです。こうしたさまざまな背景から、勤務医として治療をしているときは、必ずしも自分だけの意見で診療ができるとは限りません。もちろん複数の視点で患者を診ていくことは、医療安全の面からも医療の質を上げる面からも極めて重要ですが、その反面、個々の医師の自由裁量で決められる範囲は狭められてしまうのです。

治療のやり方や検査の方法など、日本全国で統一されている標準治療や診療ガイドラインに加えて、それぞれの病院が個別に決めているルールなどもありますからそれに従うことが求められます。それは、患者に何かあったときの責任の所在が必ずしも医師個人に集中しないという安心感にもつながりますが、自由な発想や自分なりの独創性を発揮することができないという窮屈さにもつながるといえます。

これに対して開業医は成功も失敗も、すべてはダイレクトに自分へ返ってきます。その検査や治療をすべきかどうかを決める判断基準は、何も難しくありません。患者のためになるのかそうではないか、自分はその検査や治療をすべきだと考えているかそうではないかというだけです。

すべてが自分の責任であることの重圧は大きいですが、うまくいったときのやりがいはなんともいいようがありません。患者は○○病院にかかりたいと言って受診するのではなく、○○先生に診てもらいたいと言って自分自身を選んできてくれるのです。どれほど診療で苦労したとしても、患者から「ありがとう」と言ってもらえれば、それまでのすべての苦労が報われる思いがするものです。

医療においてはエビデンスやガイドラインは極めて重要ではあるものの、それだけでは不十分です。また、単純に検査データの異常値を診ていくだけでもやはり不十分なのです。

ガイドラインなどのルールをベースにしながらも、自分自身の経験や知識、想像力を使って柔軟に患者ごとに考えていくことができれば、ＡＩにも負けない患者に選ばれる分析力という武器が手に入るのだと思います。

第5章

目先の関係だけを見ていてはいけない

地域に根を下ろす開業医に必要な患者との「関係構築力」

高齢化が進む中で求められる長期にわたる患者との関係構築

開業医と大学病院などの勤務医との大きな違いの一つは、患者との関係性にあります。大学病院などでは、基本的に一人の患者と長期間にわたってずっと関わっていくことはありません。なぜなら、大学病院では数年単位でさまざまな関連病院を回り、その過程で医師としての知識やスキルを磨いていく仕組みになっているからです。おおよそ2年ほどの周期で複数の関連病院を回って経験を積みつつ、人によってはその過程で留学や大学院への入学などの進路を選ぶ人もいます。

一つの病院だけではなくいくつもの病院を経験することで、さまざまな病気の患者の治療を経験してキャリアアップするようになっているのが大学病院などの仕組みです。そのため、基本的には同じ病院にずっととどまっていることはあまりないのです。

そのため、患者も必然的に「○○先生に診てもらいたい」というよりは、「○○病院にかかりたい」と医師個人だけではなく病院全体に対して信頼感を持って選ぶことが多くなります。中には同じ医師に継続して診てほしくて、医師が変わるたびに追いかけて同じ医師に受診する患者もいますが、多くは医師が移動すれば次の医師に引き継がれてその病院にかかり続けます。

これに対して開業医はその地域に根を張って診療をしますから、患者との関わりも自ずと長期に及びます。数年単位で関わるだけではなく、時には10年20年と長期にわたる関係性の構築が必要にもなってくるのです。この場合、大学病院などとは異なる患者との関係構築力が必要になってきます。

また、高齢化で複数の慢性疾患を持つ患者が増える中で、患者との長期にわたる関係構築力はさらに重要になります。膠原病やリウマチなどの自己免疫疾患は手術や薬によって完治を目指すというよりは、症状をコントロールしながら長く付き合っていく病気といえます。そのため、患者との付き合いは自ずと長期化し、中には何十年も付き合っている患者も出てきます。

患者との付き合いが長くなればなるほど、その病気のことに直接関係がないさまざまな問題に直面するシーンが多くなります。そのときに、必ずしも病気に直接関係がないことにまでしっかり注意を向けることができるのか、患者の悩みや苦しみに寄り添うことができるのかどうかということは、関係性を構築するうえで極めて重要になるのです。

ライフステージの変化に寄り添う診療が必要に

膠原病やリウマチは女性に多い病気なので、患者のライフステージが変化する中で多くの問題に直面します。そのなかでも、小児から成人へどのように治療を移行していくか、そして成人になったら妊娠・出産・授乳などが大きな問題として横たわります。例えば、16歳未満の子どものリウマチ性疾患には若年性特発性関節炎（ＪＩＡ）という病気があります。若年性特発性関節炎は、子どものリウマチ性疾患の中では多い病気の一つです。症状としては関節に炎症が起きて、関節に痛みを覚えたり、腫れたり熱を持ったり、関節が動かしにくくなることもあります。あるいは病気の種類によっては、皮疹が出ることもあります。

若年性特発性関節炎の場合、完治や症状が長期間落ち着く寛解などが期待できますが、治らないまま大人になってしまうケースもあります。その場合は、小児期の治療から成人の治療へとスムーズに移行できるようにかかりつけ医が配慮しなければなりません。

例えば、小児期は保護者が薬の管理などをしていた場合、少しずつ自分で薬の管理ができるようにサポートする必要があります。規則正しく薬を服用することに加えて、保護者の目が届かないところで併用禁忌の市販薬などを服用しないように、患者自身がしっかり病気の知識を身につけることも重要になると思います。

あるいは思春期に反抗期を迎えて、保護者に対して反発して治療に対しても積極的でなくなるケースも考えられます。リウマチ性疾患は薬物治療がメインですから、患者自身が薬を飲もうとしなければ治療することができません。こうした場合には、患者の心のサポートを中心にすることが重要です。保護者には反発したとしても、かかりつけ医が保護者以外の大人として話をすることで、病気の悩みや葛藤を話してくれることもあるからです。

成人になってからは、病気と付き合いながらどうやって結婚や妊娠、出産、育児などをしていくかという大きな問題にぶつかります。結婚にあたっては病気に対して相手の理解が得られるのか、治療をしながら妊娠や出産ができるのかという問題がありますし、無事に出産できて家族が増えたとしたら薬を飲みながら母乳をあげることができるのかどうか、さらには子どもへ病気が遺伝しないかと不安になるなど、次々と悩みごとができます。

あるいは、病気を抱えながら仕事をすることの難しさもあるかもしれません。今は共働き夫婦が増えましたが、病気を抱えながらどこまで家事や育児、仕事を両立できるかは一人ひとりで異なります。答えは一つではなく、患者ごとにベストな方法を考えていくことが重要なのです。

このようにライフステージの大きな変化に向き合う患者を支えるためには、自分はリウマチの専門医だからリウマチの治療だけを考えていればよいとは限りません。節目ごとに患者の悩みや不安を聞いて、医学の側面から支えることはもちろんのこと、心をサポートしていくことが必要になります。

これは、精神科や心療内科が行う心の治療とはまったく異なるものです。ここで対象となるのは、あくまで膠原病やリウマチなどの体の病気を持っていて、その病気に関係することで不安や悩み、生きづらさを感じている人だからです。そうした人の心のケアは、必要に応じてかかりつけ医がやるべきだと私は考えています。また、病気を抱えながら仕事や育児をするためには家族の理解も必要ですから、場合によっては本人だけではなく家族に医師から話をすることも必要になります。

妊娠や出産・育児の時期を過ぎたら、次に来るのは更年期です。更年期になると女性ホルモンが大きく変化して、関節リウマチなどと似たような症状が出ることがあります。この場合、患者が訴える症状が更年期障害によるものなのか、リウマチの症状なのかをしっかりと見極めることが重要です。診断の結果、リウマチならば私の専門領域ですし、更年期障害ならば必要に応じて婦人科などを紹介することになると思います。

そして、最後には高齢期がやってきます。高齢期になると多くの人が複数の合併症を持つようになるため、服用する薬の数も増えますし、治療も複雑になることがあります。患者自身も複数の診療科にかかることが増えていきますから、それまで以上にほかの診療科の医師と連携していくことが重要になるのです。

関係性を構築しておけば、すぐに異変に気づくことができる

膠原病やリウマチは全身性疾患で、全身のあちこちに合併症が起こるため特に注意が必要です。例えば関節リウマチというと、関節が破壊される病気というイメージが強いかもしれませんが、実はそれだけではありません。そもそもリウマチは自己免疫疾患であって、自分の免疫が異常に活動して自分の体を攻撃してしまうため、関節だけではなくそのほかの臓器も攻撃されてしまうからです。

肺が攻撃されることもありますし、皮膚が攻撃されることもあります。あるいは目や心臓、血管など全身あらゆる臓器に合併症が出る可能性があります。関節リウマチという病気の名前だけを聞くと関節に症状が起こると思われがちですが、実際には全身に症状が及ぶことがあるのです。そして、患者と長く関われば関わるほど合併症に遭遇する可能性も高くなるといえます。

これは、薬に関しても同様です。膠原病やリウマチは薬物治療が中心で、しかも治療期間が長期にわたるためどうしても副作用などが出ることがあります。例えば薬物治療では免疫抑制剤をよく使いますが、副作用で腎臓や肺などに影響を及ぼすことがあります。

このように一見してリウマチとは関係がなさそうな症状が出たときに、患者がそれを医師にしっかり伝えてくれるかどうかは、それまでどれほど関係性を築くことができていたかにかかっています。普段から、医師が自分の専門領域のことにしか興味を示さない態度を取っていたら、患者は一見無関係に思える症状が出たときにそれを医師に伝えることはしないと思います。そして合併症や副作用が重症になってから初めて発見されることになり、患者の信頼を失うことになってしまいます。

そのようなことにならないためには、普段から専門領域以外のことにも興味を持ち、患者とコミュニケーションを密に取ることが重要です。そうしておけば、患者に何か異常が起こったときにも素早く気づいてあげることができて、合併症が起きても早期のうちに発見して適切に対処することができるからです。

死に向き合ってこそ今を精いっぱい生きられる

こうした心がけは、膠原病やリウマチに限らず多くの慢性疾患で応用が可能です。超高齢社会では複数の慢性疾患を持つ患者が増えるため、常にメインで治療している病気以外のことにアンテナを張って、患者とは何でも話せる関係性を構築しておくことが重要だからです。

では、長期間に及び関係性を構築するために何よりも重要なことは、「この診療所に来て良かった、この医師にかかって良かった」と思ってもらうことです。そう思ってもらえるために、私自身はいくつかのことを大切に日々診療しています。

大切にしていることの一つは、患者の死生観を大切にして、死ぬことから目をそらさないということです。高齢になればなるほど、少しずつ人生の最期に近づいていきます。多くの人にとって死は恐怖の対象ですが、そこから逃れることはできません。ならば死を忌むべきものとして蓋をしないで、死に向き合って今を精いっぱい生きたほうが、満足度の高い人生を送ることができるはずです。私は、自分の患者には最期まで笑って生きて、笑って人生を閉じてほしいと願っているのです。

私が好きな言葉に「あなたが生まれたとき、あなたは泣いていて周りの人たちは笑っていたでしょう。だから、いつかあなたが死ぬとき、あなたが笑っていて周りの人たちが泣いている。そんな人生を送りなさい」という言葉があります。これは、ネイティブアメリカンの教えだといわれています。

だからこそ、自分の患者にもこのように「あなたが笑顔で亡くなるからこそ、周囲の人はあなたを思って泣くことができるのですよ。だから、笑顔でいられるように努力しましょうね。そして、私にもそのためのお手伝いをさせてください」と話します。病を持つ患者だからこそ死を恐れずに向き合うことで、人生の最期を豊かに過ごし、本人も周囲も幸せになれると信じているからです。

私は患者との雑談ではよく「死」に絡めた冗談も言っています。足や腰が痛くてもう歩くことがつらいと嘆く患者には「棺桶には自分で歩いて入らなければなりませんよ。そのためには最期まで自分の足で歩けるように、今からしっかり足腰を鍛えておいてくださいね」と言って慰めます。あるいは痩せすぎて低栄養が心配な患者には、「もし、今倒れて万が一のことがあったりしたら、燃やすとお骨まで燃え尽きて何も残らなくなってしまうかもしれませんよ。しっかりと栄養を摂って、骨まで丈夫になってくださいね」と励ますこともあります。

大切なことは、死を必要以上に恐ろしいものと考えて避けすぎないということです。戦後、日本人の寿命は延び続け、いまや人生100年時代が到来しており、間もなく人生120年時代になるともいわれています。しかし、どれほど寿命が延びようとも、いつかはすべての人に寿命の終わりがやってきます。

現代医療は病気を治すことに夢中になりすぎて、いつしか死と向き合うことをおろそかにするようになってしまいました。しかし、地域に根を張って患者と長期間の関係性を構築しようと思ったら、死を避けて通ることはできないと私は考えています。

目先の関係だけを考えるならば、いつ訪れるか分からない死のことなど考える必要はありません。今目の前にある症状を改善してあげれば、それで患者は十分満足するからです。しかし、10年、20年と続く患者との関係性を考えたら、その先にいつかは死があることを前提に考えておくことは重要です。

今は終活やエンディングノートを書くことなどが普及してきましたが、自分自身の望む最期を迎えるためにはこうした準備は大切です。死を見ないようにして生きるよりも、その人なりの死生観を持って生きるほうがより良い人生を生きることにつながるからです。

人間関係を円滑にする笑いの効用

必要以上に死を避けないことと同時に、私は患者と関係性を構築するために笑いをとても大切にしています。笑いは人間関係を築くために非常に重要な要素です。病気の人が訪れる診察室は、ともすると暗い雰囲気や重たい雰囲気になりがちです。そのようなときに、あえて笑いを取り入れることで患者との間の心の壁を取り除くことができるのです。また、積極的に笑いを取り入れることで患者とのコミュニケーションも促進されます。コミュニケーションを促すことで、より多くの情報を引き出すことにもつながりますし、お互いが親近感を持つことにも役立ちます。

病人が多くいる医療の場に笑いは似合わないと考える人もいるかもしれませんが、私はそうは思いません。むしろ、病気の人が多くいる場所だからこそ笑いが必要なのだと考えています。

笑いは病人にとって何よりも重要なものです。人間関係を構築するためだけでなく、笑いは健康に役立つという研究もさまざまに行われているからです。

例えば、笑いとナチュラルキラー細胞との関係の研究があります。ナチュラルキラー細胞とは、免疫細胞の一つです。私たちの体の中を巡回しながら、がん細胞やウイルスなどの異物を見つけ次第攻撃して破壊する働きをしています。ですからナチュラルキラー細胞が活発に活動している人ほど、病気になりにくい可能性があるといえます。

このナチュラルキラー細胞は、笑うと活性化するという研究報告もあります。１９９０年代に大阪で行われた調査では、がんや心臓病などの人を含む19人の人を対象に漫才や吉本新喜劇を見て笑ってもらい、その前後で血液検査をして血中のナチュラルキラー細胞の活性や免疫システムのバランスなどを調べました。

実験の結果、ナチュラルキラー細胞の活性は参加者の7割以上で上昇が確認されて、免疫システムのバランスは基準よりも低すぎた人は高く、高すぎた人は基準値に近づくように低くなることが分かりました。免疫システムのバランスは、バランス力が低すぎるとがんなどの病気に対する抵抗力が低く、反対に高すぎると自分自身の体を壊す自己免疫疾患になりやすいといえます。つまりこの実験からは、笑いがナチュラルキラー細胞の働きを正常化させることや、その効果には即効性があることなどが示されたわけです（伊丹仁朗ほか「笑いと免疫能」心身医学・34〈7〉）。

あるいは、リウマチと笑いの関係を調べた研究もあります。1995年に、日本医科大学リウマチ科の吉野槇一教授は病院内に寄席の舞台をつくり、落語家の林家木久蔵（現・林家木久扇）氏を招いて慢性関節リウマチ患者を対象に実験を行いました。

研究では、患者に落語を聞いてもらって、笑った前後に痛みの度合いや血液検査のデータがどのように変化するかを調べました。対象はリウマチの病歴が6～36年の女性患者26人です。全員が手足の関節が変形している、重症度でいえば中等度もしくは重度と認定される症例で、鎮痛薬やステロイド剤などを日常的に服用していました。また、効果を比較するために健康な人のグループも設けて、どちらにも1時間程度落語を聞いてもらいました。

その結果、落語を聞いたあとではリウマチ患者26人中22人に、炎症の程度を示す物質で免疫にも関係する物質が顕著に減少していることが分かりました。中には、正常の10倍もあった値が正常値にまで改善した例もありました。さらに、リウマチが悪化すると上昇する物質は、リウマチのグループも健康なグループもどちらにおいても減少していました。通常は大量のステロイドなどを使わない限り痛みが治まらないはずのところが、落語を1時間聞いて大笑いしただけで全員の痛みが軽くなり、その後3週間も鎮痛剤がいらない症例すらあったそうです。

正論よりも笑いで励ますほうが良いこともある

このように、笑いが人間関係を円滑にするだけではなく健康にも良い影響があるとする研究はさまざまにあります。私自身、笑いの効用は非常に強く感じていて、お笑い芸人などからも学ぶところは多いとも感じています。

病気になって落ち込んでいる患者を励ますときにも笑いは有効です。私のところに長く通っているDさんは、次々にがんが見つかって落ち込んでいました。彼女は私のところへやって来て、大腸がんの手術をしてやっと治療が落ち着いたと思ったら、今度は乳がんが見つかってつらい、もう生きる気力がないと落ち込んだ様子で言いました。ところが乳がんを見つけた医師からの情報提供書を見ると、かなり早期の乳がんで手術をするとしても部分的に切除するだけで治る可能性が高い段階のものでした。

そのことを告げて「早くに見つかって、むしろ運が良かったのではありませんか」と励ますと、彼女は暗い顔のままで「良いわけがありませんよ。一つがんが治ったと思ったら、また次のがんが見つかるだなんて……。どうして私ばっかりこんなに運が悪いのでしょうか」と取り付く島もありませんでした。

その後も、現代ではがんは2人に1人がかかることや治療の手段も進歩していることなどさまざまに言葉を尽くして励ましましたが、Dさんの表情が晴れることはありません。そこで私は話題を変えて、乳がん後の乳房の再建について「今は一度切った乳房をもう一度作ることもできるのですよ。Dさんも望めば、手術後に乳房を作り直すことができます。私が良い医者を紹介しますから、Dさんもご主人に自慢できるくらい立派な乳房を作ってもらいましょうよ！」と言ったのです。

Dさんはこのとき80代です。もちろん、乳房再建に年齢制限はありませんし、乳房を取り戻すことで生きる気力が得られるならば何歳でもやる意味はあります。しかし80代のDさんは、自分が立派な乳房を作るところを想像して、なんとも奇妙な気持ちがしたのかもしれません。急に大きな声で笑い出して、「今さらもう立派な乳房なんていりませんよ！なんだか先生と話していたら、悩んでいるのがバカみたいな気がしてきました。治療をする勇気が出ました、どうもありがとう」と言って、最後は笑顔で帰ってくれたのです。

Dさんの場合、私が「元気を出してください」などという一般的な慰めではなく、「乳房を作りましょう！」などと、あえて病気の人に不釣り合いな話題を振ったことで最後は笑顔になってもらうことができました。このケースでは、それまで比較的長くかかってくれていた患者でこうしたことを言っても怒らずに笑ってくれる性格だと知っていたので、このような話題を振って、結果として元気を出してもらうことができたのだと思います。

このようなシーンでどうやって励ますか、どうやって笑顔に戻ってもらうかは患者の性格にもよるので一概にはいえませんが、ある程度の関係性ができている患者であれば笑いは非常に有効です。がんになったと落ち込んでいた患者は、診察室で笑うことで「ここに来ると元気になれる」と良いイメージを持って家に帰ることになるからです。その良いイメージはその後も続くことが考えられますし、医師と患者の関係性も一層強固なものになっていくと思います。

自分自身の体験も交えて話す

死をタブー視せずに、笑いを交えて考えていくために、自分自身の体験も患者に伝えていきます。例えば、私自身の叔母が亡くなったときの出来事です。葬式ではその地域のしきたりに則って、さまざまなルールのもとに式が行われました。

例えば、棺の上には刃物が置かれていました。これは、亡くなった人に魔物が近づいてこないようにと置かれているのです。そして、亡くなった人がお腹が空かないようにと茶碗に盛られたご飯に箸を突き立てたものが置かれていました。さらに、亡くなった叔母のポケットには、袋に入れた銅貨が入っていました。これは、三途の川を渡るときの代金に三文銭が必要だといわれていることに由来します。さらにはお菓子が大好きだった叔母のために、棺にはお菓子も入れられました。そうしてすべてしきたりに沿って準備ができたところで、皆で叔母を送り出すのです。

しかし、これは考えてみたら非常に忙しく、慌ただしいものだといえます。もしも僧侶の言うことを信じてこのしきたりどおりにいくとすれば、亡くなった叔母はあの世で刃物を振り回して魔物を追い払いながらポケットに入れた三文銭で三途の川の渡し船に乗せてもらい、途中でお腹が空いたら急いでご飯をかき込み、その後お菓子も平らげなければならないわけです。これでは、極楽浄土へいくのも簡単ではないことが分かります。

また、三途の川を渡るにしても、自動的に乗せてくれるわけではなくて自分の足で歩いて行かなければならないのですから、足腰が元気でなければなりません。だからこそ、生きている間に足腰を鍛えておかなければ、安心して死ぬことすらできないと解釈ができます。

このように話していくと、患者は皆大笑いして「確かに、体力をつけておかなければ三途の川も渡れませんね」と元気になって診察室を出て行きます。このように笑いを交えて話すことで、死や病気に対する恐怖を和らげることもありますし、それによって病気に立ち向かう勇気が湧いてくることもあるのです。このように私は、自分自身が身内の死や葬式に遭遇して率直に感じたことをユーモラスに患者に伝えることで、死をタブー視しない雰囲気づくりを心がけています。

泣きたいときは思い切り泣くことも大切に

あるいは、笑うことと同じくらい、泣きたいときには泣くことも大切です。私は患者が大切な人を亡くしたり、どうしても我慢できないほどつらいことを経験したときは、「とにかく泣きましょう。好きなだけ泣きましょう。そして、生きていたときのことを良い思い出に変えて大切に持って行きましょう」と話すようにしています。

家族を亡くしたEさんという患者がいました。Eさんは、不幸なことに家族を自死で亡くしていて、その傷を何年も癒やすことができないでいました。家族が亡くなってから10年以上が経っていたのですが、いまだに事あるごとに「〇〇に会いたい」と家族の名前を呼んでは落ち込んで日々を過ごしていたのです。

Eさんは80代でしたが、「早くあの世に行って、○○に会いたい。○○がいないならば、自分は生きていても意味がない。それなのにどうして全然お迎えが来てくれないのでしょうか」と言って診察のたびに嘆いていました。

ある日の診察でもまたEさんが亡くした家族のことを思って涙を流したので、私は「○○さんは、あなたに会いたくないのです。だから、迎えに来ないのです」とEさんに向かって言ったのです。するとEさんは「どうして自分に会いたくないのですか？」と聞いてきました。そこで私は「だって、もしも今○○さんがEさんをお迎えに来てあの世にいったとしたら、Eさんはきっとあの世で○○さんに会えたと言って大泣きするに決まっているでしょう。Eさんの泣き顔を見るのがいやだから、○○さんは迎えに来ないのですよ」と言いました。

するとEさんは、そんなこと思ってもみなかったというような顔をしたので、私は続けて言いました。「Eさんの気持ちはよく分かりますよ。でも、あの世に行ったときは、会えて良かったと思えるように、そろそろ気持ちを整理してはどうですか。もちろん、泣きたいときは思い切り泣いても構いません。でも、泣くだけ泣いたら気持ちに区切りをつけて、あの世で〇〇さんに会ったときは、会えて良かったと笑顔になれるようにしましょうよ。そうでなければ、いつまで経っても〇〇さんは迎えに来てはくれませんよ」

こう言うとEさんはひとしきり涙を流したあとで「確かに、先生の言うとおりかもしれませんね。泣いているうちはお迎えも来ないし、死ぬことなどできませんね」とつぶやきました。私は相槌を打ちながら「そうですよ、泣いているうちはまだまだ死ねません。そうして泣ききって、笑顔になったら、いつかお迎えが来るかもしれませんね。そのときは、私がEさんを見送ってあげるので安心してくださいね」と言ったのです。

このとき以来、Eさんは診察室で涙を流したり愚痴をこぼしたりするのをやめました。代わりにいつも笑顔を見せてくれて「先生に会うと、元気になれます」と言ってくれるようになったのです。大切な人を亡くして悲しいときは、我慢せずに泣くことも大切です。しかし、ずっと泣き続けるわけにはいきません。私は医師として、患者が前を向いて人生を歩んでいく手伝いもしたいと願っているのです。

患者との関係構築には ルールやレギュレーションは無意味なことも

医師と患者の関係性を長期にわたって継続させる場合、こちら側から歩み寄る姿勢と患者側から歩み寄られたときに受け入れる姿勢のどちらも重要になります。そのように考えたとき、一定のルールや規範、つまりレギュレーションは無意味です。

医師は非常に賢く真面目な人が多いと思いますので、不真面目な人や自分自身に甘い人、ルールを守れない人の気持ちが分からないことがあるかもしれません。これは、いわば優等生がはまる落とし穴ともいえます。しかし、ルールや規範にこだわりすぎていては、患者との長期の関係性を構築することは困難です。なぜなら、すべての患者が医師の言うことを聞くわけではありませんし、すべての患者が健康のために合理的な行動を取るわけでもないからです。患者と関係性を構築しようと思ったら、このように患者自身の不真面目さや不合理さも含めて受け入れる覚悟が必要になります。

例えば糖尿病治療で、教育入院というものがあります。教育入院とは、糖尿病という病気に対する理解を深めて、食事療法や薬物療法で血糖値をコントロールできるように、まさに患者教育を目的に行う入院のことです。患者は1週間ほどの入院期間を通して、医師や看護師、管理栄養士、薬剤師などさまざまな専門職の力を借りながら自分自身で病気をコントロールするための知識や手段を学びます。

糖尿病患者の病状コントロールや教育のために広く行われる教育入院ですが、私はこうしたやり方があまり効果的だとは思えません。なぜなら、患者自身の性格や習慣などを無視して正しいやり方だけ教えたとしても、それを患者自身が身につけてその後もずっと継続して実践するとは思えないからです。

例えていうならば、ダイエットをしたいという強い欲求がない人を一定期間、断食道場などに連れて行って体重を落とすことができたとしても、そこから戻っても断食を継続するかといえば、むしろその反対の行動を取ることが考えられます。つまり、断食した反動でたくさん食べてしまう可能性が高いのです。

実際に、糖尿病の教育入院をしたけれどその後もまったく生活習慣をコントロールできておらず病状を悪化させた患者を私は何人も見てきました。だからこそ、患者自身に治療に協力してもらい、健康になってもらうためには正しければ良いのではありませんし、真面目なやり方ばかりでもダメなのだと思っています。時にはルールや規範から外れたとしても、患者の性格に合ったやり方で必要な生活習慣などを根気よく伝えていくことが必要だと私は考えています。

相手の価値観に合わせて伝え方を変える

実際の臨床の場では、たばこが肺や呼吸器に悪影響があることは当然であるにもかかわらず、たばこを胸ポケットに入れてたばこ臭いまま診察室へ来て「咳が止まらない」と症状を訴えるような、矛盾した患者の行動に遭遇するシーンがたびたびあると思います。そのようなときにどのような対応を取るかも、関係性を構築するためには大きなポイントになります。

真っ正面から説得しようとすれば、たばこがいかに体に悪いものか、治療の効果を弱めるどころか病気を悪化させる原因にもなることをこんこんと説明することになるかもしれません。しかし、月に数回、1回に数分〜十数分話すだけの医師からどれほど説明されたとしても、患者が素直に医師のいうことに従う可能性は低いといえます。

そのようなときは、体への悪影響を正面から伝えるだけではなく、患者ごとにいいほうをさまざまに工夫して変えていきます。患者の性格や興味、価値観などに合わせて、その患者にとって最も効果的な伝え方を考えるのです。

例えば、日頃から「お金がない」というのが口癖の患者がいました。その患者はリウマチを患っていて、私のところへ継続して通っていましたが、どれほど口を酸っぱくして伝えてもたばこをやめようとしませんでした。そのくせ、生物学的製剤など効き目は良いものの値段が高い薬はお金がないから使えない、といつも断っているのでした。

そこで、あるとき私は「そのたばこ、1箱いくらですか？」と尋ねました。すると患者は600円だと答えました。次に、一日何本吸うかと尋ねると、毎日欠かさず1箱吸うと答えたのです。そこで私はすかさず続けました。「毎日1箱吸うのなら、1カ月で1万8000円にもなりますよね。あなたが高くて使えないと言っているリウマチの生物学的製剤だって、禁煙したら使えるようになりますよ。おまけにたばこのせいで薬の効き目が落ちることもなくなって、一石二鳥ではありませんか」

この患者の場合はお金の話に興味を見せることが多かったので、このように患者が興味を持つお金に置き換えて説明したのでした。そして、さらに続けました。

「あなたが欠かさずたばこを買っているので、たばこ会社の株はこんなに上昇していますよ。あなたは自分の健康を損ねてまで、たばこ会社に貢献しているのですね。でも、もしもたばこを買うのではなくてたばこ会社の株を買っていたら、あなたはお金と健康を失うのではなくて反対に利益を得ていたでしょうね。たばこは、不健康の積み立てをしているようなものですよ。今からでも遅くはありませんから、どうせ積み立てるなら不健康を積み立てるのではなく株を積み立てるようにしたらどうですか」

こう言って、口で伝えるだけではなく実際にパソコンを開いてたばこ会社の株価の推移も見せながら話しました。患者は株価を見ながら、「本当だ、ずいぶん高配当なのですね」と興味津々で、最後には「ここまで言われたら禁煙するしかありませんね。先生には、負けます」と言って笑いながら診察室を出て行きました。

できるだけ伝わるように工夫するという意味では、伝え方をなるべくシンプルにするようにも心がけています。高血圧の患者などに塩分を控えめにしてほしいときなども、「一日〇〇g以下にしましょう」と言っても患者には伝わりません。私はそのようなときには「練り物、汁物、漬物、煮物は控えめに。さあ、繰り返して言ってみてください」などと伝えます。

練り物というと魚肉を加工して作ったちくわやかまぼこなどで、汁物の代表格といえば味噌汁です。そして、漬物は和食に欠かせないメニューですが塩分が高く、煮物も濃いめの味付けのほうが美味しく感じるためどうしても塩分が高くなりがちです。患者にはグラム数や細かい話をしても伝わりにくいですし、短い診察時間内ですべて説明をすることは困難です。

ですから大まかに、これだけは覚えてほしいということを覚えやすい形で伝えることが重要です。私からこう告げられた患者は「練り物、汁物……」とブツブツつぶやきながら診察室を出て行く人もいます。この中で一つでも覚えて帰ってもらえたら、その分だけ患者は健康に一歩近づくことができるのです。そしてこの継続によって、最終的に患者が自分自身で健康を守るための知識を身につけることができるのだと私は考えています。

何よりも重要なことは、患者に興味を持ってもらうということです。そのためにお金の例を出す患者もいれば、徹底的に分かりやすく伝える患者もいますし、患者によっては論理的に伝えたほうがよい人もいます。それらはすべて、患者の性格や価値観に合わせて柔軟に変えていくべきだと思います。そして最後には、やはり笑顔になってもらうことを忘れなければ、患者との関係性が大きく壊れることにはならないはずです。

時には患者と本気で向き合い喧嘩をすることも

相手によって伝え方を変えて、笑いを交えて大切なことは伝えるようにしていますが、時には笑いだけでは済まないこともあります。患者のことを考えればこそ、笑顔を封印して厳しい態度を取らなければならないときもあるからです。

ある患者がリウマチや高血圧、脂質異常症など複数の合併症を患っていながら、たばこもやめずに食生活もまったく改めようとせず、なかなか治療がうまく進まないことがありました。私は来るたびにあの手この手で禁煙や食生活の改善をするように伝えましたが、のれんに腕押しでまったく患者の行動を変えることはできませんでした。

そんなあるときのことです。患者が「胃が痛い」と訴え続けたので検査をしたところ、なんと胃に穴が開いてしまっていたのです。胃に穴が開いていることを伝えると、患者は「まさか」という表情で驚きました。しかし、私は驚くどころか患者に「当然に決まっています」ときっぱり伝えました。そして、笑いも世間話もすべて封印して「病気を悪化させると分かりながら禁煙もせず食生活も改めないならば、体調が悪くなって当然です。このままだとさらにひどいことになりますよ」ときっぱり言ったのです。

患者は、普段は声を荒らげることがない私が厳しい口調で言ったので驚いた様子でしたが、すぐにいつもどおり「自分はたばこが生きがいだ。生きがいを失ってまで長生きなどしたくない」などと言い返してきましたが、このときばかりは私は頑として折れませんでした。ここで折れてしまっては、その場は丸く収まるかもしれませんが、最終的に患者のためにならないと思ったからです。そこで「このような状態になってもまだたばこが吸いたいと言うならば、もう、私はあなたの治療に責任を持つことはできません。どこへでも好きな病院へ紹介状を書きますから、そこへ行って治療をしてもらってください」ときっぱり治療を断ったのです。

患者はますますムキになって「医者のくせに患者を治療しないなどとは、何事だ」と反論し、しばらくの間、言い争いのようになりました。そして、結局この日は喧嘩別れのような形で診察終了となったのです。私は、この患者はもう来ないかもしれないと思いました。しかし、それでも仕方がないとも感じました。治療は医師と患者の共同作業ですから、一方の協力が得られなければうまくいくはずがないからです。

ところが私の予想に反して、患者はしばらくして再び私の診療所を訪れたのです。そうして反省した様子を見せながら「やっぱり先生が言っていることが正しいと思います。頑張って禁煙しますから、また治療してください」と言ってきたのでした。聞けば、帰って家族に私とのやり取りを話したところ「それは医師が正しい、正直に叱ってくれる医師ならばきっと信用できるから、その先生に治してもらうべきだ」と家族全員からたしなめられたということでした。そしてその後は患者自身の言葉どおり、頑張ってたばこをやめて食生活も少しずつ改善されていきました。

このように、目先のことだけではなく長期の関係を考えればこそ、時には患者に毅然とした態度で向き合うことも必要になります。患者との関係性が長くなったり深くなったりすればするほど、関係性が良いときばかりではないからです。時として、ぶつかり合うことがあるのが人間関係だとも思います。

しかし、喧嘩をしながらもそれだけ患者のことを真剣に思っているのだということが伝われば、より一層深い関係を築くことにもつながります。そうなれば、患者は叱るほど自分のことを考えてくれた医師を「生涯のかかりつけ医」と認識してくれるはずです。

あるいは、話したがらない患者から情報を引き出す別の方法として、少々乱暴な方法ではありますが、あえて患者を怒らせるというテクニックもあります。喜怒哀楽の中でも、怒りは人間が表現しやすい感情の一つです。実は、うれしい気持ちや悲しい気持ちは表しにくい人であっても、怒りは表しやすいという人は少なくありません。

怒りによって相手の本音を引き出すテクニックは、医師以外の職業の人も使っています。例えば相手の隠れた本音を引き出さなければならない仕事の一つに、新聞記者や雑誌の記者などがあります。新聞記者は、相手の本音を引き出すことを強く求められる仕事です。

なぜなら、取材対象者が隠したいことの中にこそ、読者が知りたいことがあるからです。

例えば政治家や官僚などに、真っ向から質問をしてごく当たり前の回答は得られたとしても読者をうならせるような隠された本音が出てくるはずがありません。こうしたときに、ベテランの記者はあえて相手を怒らせるような質問をして、思わず本音を漏らすような状況をつくります。怒りとは、最も本音が出やすい感情ですから相手が怒ったときこそスクープのチャンスともいえるからです。

これは、医師が患者から情報を引き出すときもまったく同じです。私も自分からは何も話してくれない患者に対して、診察時にあえて相手が不快になるようなことを言うことがあります。例えば、何を聞いても「はい」「いいえ」しか答えが返ってこなくて、まったく会話が広がらない患者がいました。これには困ってしまいました。私は普段、患者との対話から治療に役立つ多くの情報を得ているため、何も話してくれなければ情報を得ることができないからです。

そこで、あるときあえて患者が嫌がりそうな会話を振ってみることにしたのです。その患者は、特に治療以外の会話や個人的な会話を嫌がっていました。私はそれを知っていながら、あえて診察時に「○○さん、もうすぐ75歳の誕生日ですね。おめでとうございます。誕生日には、何かお祝いでもするのですか？」と笑顔で声をかけたのです。

すると案の定、その患者はいつにも増してムッとした表情になり「こんな年齢になって誕生日などうれしいものですか、余計な話をしないでください！」と声を荒らげたのです。ここで私はすかさず「それは、申し訳ありませんでした」と謝りました。あえて患者を怒らせるようなことを言ったのは、本音を引き出すためであって怒りを大きくすることが目的ではありませんから、相手が怒ったらすぐに謝るのがベストです。

しかし、その患者はひとしきりムッとしたあとに、年を取って体に不調が増えてつらいこと、子どもたちは離れているので誕生日を祝ってくれる人もいないことなど、いつもは言うはずもないような日常生活のことまで話してくれたのです。これは恐らく、怒りをきっかけに感情の蓋が外れて、それまで口にしにくかったことまで話してくれたのだと思います。それまで何も話してくれなかったことから考えると、これは大きな収穫になりました。

このように、怒りは表しやすい感情ですから、注意しながら使ってみるのも一つの方法です。反対に、喜怒哀楽のうちの喜びや楽しみの感情は、接する分には心地よいものですが本音を引き出すには不向きといえます。例えば受診するたびに「体の調子は良くなっているようです、何も問題ありません」と良いことしか言わない患者がいます。これは、ポジティブシンキングで前向きな思考という意味では良いのかもしれませんが、診察の場で医師が情報を引き出すには不向きです。「調子が良い」と言われると、「本当はここが悪いのではないですか？」などと聞くわけにもいきませんし、情報量が少なくてかえって正確な体調を把握することができないからです。

もちろん、喧嘩をすることによって離れていく患者も中にはいると思いますが、それはそれで仕方のないことです。私自身、自分を完璧な性格だとは思っていませんし、何より医師である前に私も人間です。人間対人間の関わりの中で、100％すべての患者と相性が良いことなどあり得ないのです。ならば、どうしても合わない患者がいればそこを無理に合わせる必要はありません。無理をして患者をつなぎ止めたとしても、あとあともめごとが起こる可能性はゼロではありません。それは医師と患者の関係性であっても恋人であっても友人であっても、大きくは変わらないのではないかと私は考えています。

私は、どうしても信頼関係を築くことが難しいと考えた患者については、あえて追いかけないように心がけています。そして「私にはあなたを治療する力がありませんから、大きな病院を紹介します」などと話します。

往々にして、医師とトラブルを起こす患者の中には権威に弱い人が少なくありません。そのような患者の場合は、開業医に対しては強い態度を取ったとしても、大学病院の教授や○○総合病院の診療部長などの肩書きがある医師に対しては、まるで違う態度を取ることがあるものです。ですから、こちらがどれほど真摯に対応しても理解してもらえない場合などは、名前の知られた病院を紹介することで丸く収まることもあると知っておくとよいと思います。

患者の言うとおりにして失敗した苦い思い出

このように、今では患者と長期にわたる関係性を構築するために自分なりのやり方や価値観を持つことができている私ですが、もちろん開業当初からこのようにできていたわけではありません。最初の頃は、失敗もありました。私の失敗は、目先の関係性ばかりにとらわれていて患者の言うなりになり、最終的に治療もうまくいかなければ患者との関係性まで壊れてしまった経験です。

リウマチの治療で私の診療所に通っていた、Fさんという男性患者がいました。リウマチを治療するにはステロイドや抗リウマチ薬、免疫抑制剤、生物学的製剤など複数の薬剤から、患者の症状に応じて適切な組み合わせを選択しなければなりません。ところがFさんは「自分はステロイドがあれば痛みが取れるのだから、ステロイドだけでいい。ほかの薬は一切いらない」と言って、かたくなにほかの薬を使おうとはしなかったのです。そして宣言どおり、どうしても痛みが強いときに頓服で痛み止めなどを服用することはありましたが、それ以外はステロイドしか使わずにほかの薬はすべて拒否していたのでした。

ステロイド剤は優れた抗炎症作用がありますから、一時的に痛みを止めたり炎症を抑えたりするには効果的で、確かに患者からすれば効果を実感しやすい薬だといえます。また、生物学的製剤などと比べれば昔からある薬なので価格も高くはありません。しかしホルモン剤の一種ですから、やはり長期的に見れば体にさまざまな影響があり、長期連用するのは望ましくありません。

私は、ほかにさまざまな薬の選択肢があるにもかかわらず、かたくなにステロイド剤しか使おうとしないFさんに対してどのように接すればよいか分かりませんでした。説得しても耳を貸しそうにはありませんでしたし、かといって突き放せば病状はどんどん悪化するだけだと思ったからです。そのため、とにかくその場を収めてできる範囲で病気の治療をすることを選び、ステロイド剤のみによる治療を継続したのです。

私が自分自身の考えや主張を抑えてFさんが望む治療を行って、しばらくの間は何も問題はありませんでした。Fさんは自分の望んだ薬をもらえて、少なくとも薬を飲めばリウマチの痛みから解放されたので、表面上は何も問題がないかのように見えたのです。

ところが、こうした対応は問題を先送りしたに過ぎませんでした。私の診療所に通い始めて数年が経った頃、Fさんの体に次々と異変が起こり始めたのです。Fさんはステロイド剤しか使っていなかったので、痛みは治まっていたもののリウマチは進行していました。そのため数年経った頃には骨まで変形が進んでしまったほか、ステロイド剤を長年使っていた副作用によって骨粗鬆症になって体のあちこちで骨折が起きてしまったのです。

こうなってから初めて、患者は怒り狂いました。「どうして自分の体はこのようなことになってしまったのだ。あなたを信じてここまで治療してきたのに、おかしいではないか。いったいどういうことなのだ」と言って激しく怒りをぶつけてきたのです。

しかし、リウマチ患者が抗リウマチ薬などを使わずにステロイド剤のみを使用して何年も経てば、やがてはこのようになる可能性があることは十分に考えられましたし、私はそのことはしっかり事前に患者へ伝えてありました。ステロイド剤しか使わないことのリスクについてもきちんと説明していて、それらはカルテにもしっかり記載がされています。

私は当時のカルテの記載をFさんに示して、リスクについてはしっかり説明してあること、そのうえでFさん自身がステロイド剤のみを使用することを選んだのだということを伝えたのです。それでもFさんの怒りは収まりませんでした。Fさんは「カルテに書いてあると言われたって、そんな小さい字で書かれていたのでは自分には何も分からない。そもそも自分は医療の素人だ。素人が言ったことに対して、間違っているならば間違っているときっぱり言うのがプロだろう。素人の言いなりになって、結果がこの有様だ。それでもあなたはプロと言えるのか」と怒鳴り散らしたのです。

Fさんの言い分は、理不尽でもあればそのとおりだという面もあると思います。私は確かにリスクについて事前にしっかり説明して、それでもステロイド剤しか使わないと決めたのはFさん自身です。しかし、Fさんは医療の素人であり、私は医療のプロフェッショナルであることもまた事実です。このとき私は、医療のプロとして素人の言うことに流されてはならない、と痛感しました。

素人である患者の言うことを聞いてその場は円満に収まったとしても、結果としてそのしわ寄せが患者の不健康や病気の悪化として降りかかってしまったら、患者を不幸にしてしまうだけです。この経験をしてからは、医療の素人である患者を前にして、時には喧嘩をしたり強い言葉を使ったりしたとしても自分の信念は曲げるべきではないと強く感じました。そうでなければ、患者の健康も信頼もどちらも失うことになってしまうからです。

こうした経験を経て、今では患者が誤った考えを持っていれば、その場では少々険悪な雰囲気になったとしてもきちんと指摘するようにしています。そのほうが結果として患者との良好な関係を長期にわたって築くことができますし、それによって患者の病状が良くなれば、良い口コミのほうが地域へ広がっていくようになるからです。

自分自身も胸襟を開くことが重要に

患者と長期間続く人間関係を構築するためには、自分自身もある程度自己開示をすることが重要だと私は思っています。

人間関係を構築する場合、どちらか一方だけが本音をさらけ出して、どちらか一方は自分自身の考えや価値観を述べないというのでは成立しません。双方ともが自分自身の考え方や価値観を本音で開示することで、深い人間関係を築くことができるのです。ですから、私は自分自身が感じたことや大切にしていること、時には失敗談や劣等感を抱いていることなども必要に応じて患者に開けっぴろげに伝えています。良いところも悪いところもひっくるめて、私という人間を知ってもらってかかりつけ医として選んでもらうことが、結果的に双方にとってメリットにつながると思っているからです。

人間関係を築くときの根底にあるのは、医師や患者という職業や立場を超えた、人間と人間との関わりやつながりになります。それならば、やはり医師自身が自然体であることも必要です。医師だからといって必要以上に偉そうにする必要はもちろんありませんし、完璧な人間であろうとする必要もないのです。医師という職業を取り払ったときに残る人間くささが、時として患者からの信頼を得るのに役立つこともあるからです。

私自身が患者に自己開示する内容には、家族のことなども含まれます。診療所では院長として院内のすべてをマネジメントしなければならない立場にありますが、家庭に帰れば私も一人の夫であり、一人の父親です。そのような家族関係の中で感じたことなどを伝えることで、患者とより深い関係を築くこともあります。

例えば、私には特性を持っている家族がいて、彼とのコミュニケーションをどのように取るべきか、私自身も悩んだ時期がありました。患者に対しては、努力しても信頼関係を築くことができない場合は無理に追いかける必要がないなどと偉そうなことを言っていますが、家族に対してはこのように割り切ることはできません。また、診療所であれば開院時刻と閉院時刻は決まっていますから、仮にトラブルがあったとしても診療時間内の対応で済むともいえるのです。

これに対して家族の場合、そうはいきません。家族間で診療時間はありませんし、「合わないから追いかけない」などと諦めるわけにはいかないからです。

彼は非常に強いこだわりや自分なりの強い価値観を持っているため、それを認めながら良好な関係を築くことが困難だと感じたこともありました。しかし、試行錯誤していく中で、時間はかかったものの今では彼自身の価値観を尊重しながら良い関係を築くことができるようにもなったのです。こうした経験は、私自身にとって大きな糧となりました。辛抱強く相手の話を聞くトレーニングや相手とコミュニケーションを取って信頼関係を築くための貴重な経験になったからです。

人によっては、家族にこうした特性があることを表に出したがらない人もいると思います。しかし、私は家族のプライバシーに配慮したうえで、患者にも自分自身が悩んできたことを話すことがよくあります。私自身も多くの悩みを抱えていることや、努力でそれを乗り越えてきたことなどを率直に話すことで、まさしく自己開示につながって患者の懐に入ることができるからです。このように患者との対話の中で必要に応じて自分自身をさらけ出すことは、患者との関係性を強固にしていくことにとても役立つと私は考えています。

「会いたかった」と言ってくれた認知症のGさん

長く医師をしていると、忘れられない患者が何人もいるようになります。例えば認知症のGさんは、記憶が薄れても感情は長く残ることを教えてくれた患者でした。Gさんは高血圧や脂質異常症などいくつかの持病があって、長く私のところへかかってくれていました。いつも診察室に入るたびに、ここが痛いあそこが痛いと訴えますが、ひとしきり私と話したあとはいつも「ああ、今日も先生に会えて元気になれた」と言ってくれるのが印象的でした。生活習慣病の治療が中心だったので、月に1回ペースで通い続けて、気づけばかかりつけ医としての関わりは十数年に及んでいたのです。

しかし、ある時期からGさんの言動や記憶がちぐはぐになり出して、しばらくして認知症と診断されました。認知症になってからも家族に付き添われながら、Gさんはずっと私のところへ通ってくれて、相変わらず帰るときには「ああ、元気になれた」と言って診察室を出て行くのが日課でした。

そうやって診察を続けていたものの、その状態は長くは続きませんでした。やがてGさんに認知症からくるひとり歩きや問題行動などが見られ始め、世話をしきれなくなった家族の説得でGさんは高齢者施設に入ることになったのです。私はGさんが来なくなったことを残念に思いながらも、仕方がないことでもありますし、いつしか忙しい日々の診療の中でGさんのことを思い出すこともなくなっていきました。

それから数年ほど経った、ある年のことです。行政から市民を対象に病気予防について講演してほしいと依頼があり、市民向けの公開講座の演者として登壇したときのことでした。ひとしきり病気の予防について話し、講演を終了して会場をあとにしようとしたそのときです。

「金子先生！」と聞き覚えのある声が私の名を呼びました。誰だろうと思ってあたりを見回すと、なんと懐かしいGさんが車椅子に乗って家族に押されながら、私のほうを見てニコニコ笑っていたのです。

Gさんは最後に会ったときよりも一回り小さくなって、もう自分の足では歩けなくなっていましたが、変わらない笑顔で私の名前を呼んでくれました。そして、近づいた私に向かって「先生、会いたかった」と言ってくれたのです。

家族から聞いた話では、このときGさんは認知症が進行して数分前の出来事も覚えていられない状態だったということです。しかし、それでも私のことを覚えてくれていて、笑顔で私に話しかけてくれたのです。

認知症患者は、出来事は忘れてもそのときの記憶は残っているとよく言いますが、まさしくGさんはこのケースでした。恐らく、Gさんは私と別れたその瞬間に、私と再会したことは忘れてしまったと思います。しかし、私の顔を見たその瞬間、診察室でいつも元気になってうれしかったときの感情を思い出したのだと思います。

たとえ重度の認知症であっても、すべての記憶が失われるわけではありません。うれしい感情、悲しい感情などは、いつまでも残り続けるということをGさんは教えてくれました。これは私にとっても、長く地域で開業していて患者の記憶に残ることができて良かった、と思えるうれしい出来事でした。

忘れられない患者についた嘘

Hさんは、私が大学病院にいた頃に担当していた肺がんの患者でした。まだ30代の若さでがんを患い、さまざまに手を尽くして治療をしましたが、がんの進行を食い止めることはできずに病状は悪化の一途をたどっていました。最終的には肝臓や脳などに転移して、抗がん剤などでなんとか治療をしている状況でした。

Hさんは当時の私とあまり年も変わりませんでした。まだまだやりたいこともあるはずなのに病気に倒れて、なんとか治そうと病気へ立ち向かっているHさんに親近感を覚え、私は時間があればHさんの病床へ行ってあれこれと話すのが日課になっていました。Hさんも私に親近感を覚えてくれたのか、抗がん剤の副作用に苦しみながらも、私が行くと「金子先生、今日も抗がん剤を頑張ったよ」となんとか笑顔を見せてくれる気丈さを持った人でした。

長く入院していて治療に励んでいますが、体は衰弱する一方でした。そして、闘病生活が1年近くに及んだある日のことです。Hさんは「故郷に帰りたい」と言い出したのです。「治療が長くなると、気持ちが落ち込んでつらくなる。どうせなら、故郷に帰って治療がしたい。今なら、元気になってきているから故郷に帰って治療すれば良くなるような気がするのです」と言いました。

これを聞いた私は、すぐに返事ができませんでした。なぜなら「元気になってきている」と感じているのは一時的なことで、実際にはこのときすでに脳にも腫瘍が広がって手の施しようがない状態にまでなっていたからです。それでもどうしても故郷に帰りたい、しかも帰ってホスピスなどに入るのではなく、まだまだ積極的に治療がしたいとHさんは望んでいました。

そこで、Hさんの家族と話し合いの場を設けました。長い時間話し合った末、Hさんの希望どおり故郷の病院へ転院手続きを取ることにしたのです。ただ、ここで一つだけ私はHさんに嘘をつきました。それは、転院先の医師に渡す検査データなどさまざまな資料の中で、Hさん自身が目にするCT画像だけにちょっと工夫をしたのです。

転院先に渡すデータはどれも、Hさんの病状が深刻であることを示すものばかりでした。

しかし、私はこれらをHさんに知られたくないと強く思いました。Hさん自身は「自分は良くなっている。懐かしい故郷に帰ってゆっくり療養すれば、まだまだ長生きできる」と信じて頑張っています。そのようなHさんに、脳全体に手の施しようがないほど広がった腫瘍の写真など見せることはできませんでした。

私は家族に「Hさんにこの脳の写真を見せたくない」と伝えました。良くなっていると信じて頑張っているHさんに、残酷すぎる事実を伝えることがどうしてもできなかったからです。家族は涙を流しながら、うなずきました。

上司と家族の許可を得たうえでHさんには、ほかの人の画像を使って加工した画像を見せて「ほら、腫瘍も少し小さくなっているようですよ。Hさん、頑張った甲斐がありましたね。Hさんは、きっと大丈夫ですよ」と嘘をついて励ましたのです。

Hさんは黙って私の話を聞きながら、最後に涙を流して一言だけ「ありがとう」と言いました。そして、転院先の病院へと移っていったのです。Hさんが治療の甲斐なく亡くなったことを知ったのは、それからしばらく経ってからのことでした。

今思えば、Hさんは私の嘘に気づいていたのだと思います。しかし、私はどうしてもH

さんに本当のことを伝えることができませんでした。Ｈさんには生きてほしかった、まだまだ頑張ってほしかった。その思いが、私に嘘をつかせたのです。

ここまで、患者には胸襟を開けだの自己開示をしろだの、患者に対して正直に向き合うことの重要性を伝えてきた私ですが、時には正直になることだけが正解ではないという一例としてＨさんのエピソードをここに記しました。もちろん、患者に対して自己開示をすることや、真実を伝えることは医師として大前提です。しかし、時として優しい嘘が必要になることもあります。多くの患者と出会い、関係性を構築すればするほど、根底にあるのは人間対人間であり、他者に対する愛情なのではないかと思っているのです。

第6章

良医になるには、患者から育ててもらうことが必要不可欠

3つのチカラを磨き地域で長く愛される

私を育ててくれた最大の師は患者

高齢化社会において、慢性疾患を持ちながら地域で過ごす患者が増えてくると身近なかかりつけ医の存在はますます重要になります。慢性疾患の治療だけではなく日頃の健康管理や疾病予防、病状が重症化しそうなときは早めに見つけて適切な病院へ紹介するなど、かかりつけ医が果たすべき役割は多岐にわたります。

こうした中、患者に愛されて、選ばれるかかりつけ医になるためには傾聴力と分析力、関係構築力はなくてはならない必須の能力というのが私の考えです。もちろん、私自身こうした力を最初から持っていたわけではありません。最初はうまくいかないことも多く、試行錯誤しながら徐々に必要な力を身につけていったのです。

では、どうやって必要な力を身につけていったかといえば、最大の師は患者です。私自身が成長するためにいちばん力になってくれたのは、ほかならぬ患者一人ひとりだと私は感じています。患者に接していると、教科書を読むだけでは得られない知識の宝庫であると日々痛感しています。

ガイドラインどおりに治療を進めようとしても、患者がその治療法を受け入れなければ知恵を絞って違う方法を考えなければなりません。あるいは、絶えず話が脱線してどこがどのように悪いのか上手に伝えることができない患者に対しては、限られた時間の中でどうすれば最大限に情報を引き出すことができるのか模索しなければなりません。

さらには、ガイドラインに沿った検査をしてもどうしても異常が見つからない場合、ほかの手立てを尽くして患者の病気を見つけるための努力をしなければならないのです。これらは、日々多くの患者と接するからこそ経験できることで、このようなトライアンドエラーを繰り返しながら私は３つの力を身につけていきました。

患者に育ててもらうということは、病気に育ててもらうということだと言い換えることもできます。毎日多くの患者の診察をする中で、今までにない病気に遭遇することもあれば、よく知っているのにこれまでとは異なるパターンの症状を見せる病気に遭遇することもあります。患者を通して多くの病気に遭遇することで、私の中により多くの知識が蓄えられていって、それは次の診断や分析のときに役立つ情報となってくれるのです。

私が開業して約20年が経ちますが、この年月は、患者とともに歩んだ20年間だったともいえます。多くの患者と出会い、時には感謝されることもあれば時にはぶつかり合うこともあるなど、長い関係性の中で多くのことを学び、成長することができました。

一人ですべてをできるわけではない

患者に育ててもらうということは、患者を通してその先につながっている多くの関係者に育ててもらうということでもあります。関係者とは、ほかの医師や診療所のスタッフ、製薬会社の医薬情報担当者（ＭＲ）などさまざまです。

私は、自分一人ですべてのことをうまくやっていけるなどとは思っていません。自分一人の力や知恵には限界がありますし、どうしてもほかの人の力を借りなければならないことは少なくないからです。

多くの人の力を借りるとなれば、それだけ相手とぶつかるシーンも増えてきます。私は患者に対して自己開示をするように心がけていますが、それはほかの医師に対しても同様だといえます。例えば、どうしても患者の病気の診断をつけることができなかったり、あるいは治療をしても望むような成果が得られなかったりするときは、ためらわずに「どうしてもここが分からないので、助けてほしい」とほかの医師に助けを求めることもあります。

すると、時には自分自身の治療を批判されたり、中には全否定までされたりするようなこともゼロではありません。お互いによく知っている医師同士であれば、あまり強く否定されるようなことはありませんが、大規模な病院は医師の異動も多いので、まったく顔を合わせたことがない医師に患者を紹介することもあります。そうなると、なかなか医師同士のコミュニケーションがスムーズにいかないケースも出てきてしまうのです。

そのようなときに、私の診断や治療方針と相手側の医師の診断や治療方針が大きく食い違ったら、相手は容赦なく私自身を批判することがあります。時には自分よりもずっと年齢が若い医師から、自分のやってきた診療を強く批判されるようなことだってあるのです。しかし、私自身はそのようなときほどやる気が起きます。自分と異なる考え方を知ることは刺激になりますし、何かしら学ぶところは必ずあるからです。

また、当然のことながら診療所で働くスタッフに育てられ、助けられている面も非常に大きいといえます。私は日々多くの患者の診療をこなしながら、同時に学会や講演会、勉強会などさまざまな活動にも参加しています。時々、自分でも常人の何倍もの仕事をこなしているのではないかと思うときがありますが、それを可能にしているのは支えてくれているスタッフがいるからです。

事務長や秘書は、私自身が学会などへ参加する時間をつくるための調整を日々行ってくれますし、診療所全体がスムーズに運営できるように細かいところまで気を配ってくれています。看護師やメディカルナビゲーターは、私自身が患者とゆっくり話す時間を取れないときにしっかりフォローもしてくれます。このほか診療所には珍しいと思いますが、私のところでは臨床検査技師や義肢装具士も活躍してくれています。このように考えていくと、やはり患者に愛される医師となり、地域で信頼を獲得する診療所となるには医師自身の努力はもちろんのこと、それを支える優秀なスタッフが欠かせないことが分かります。

製薬会社のＭＲも私にとっては成長させてくれる仲間です。私が多くの患者を診ていると、私のところに多くの症例が集まってきますから、それだけ製薬会社のＭＲとのやり取りも活発になります。彼らからすれば多くの薬を使ってくれる顧客という認識かもしれませんが、同時に多くの患者を診るということは、私のところに新しい薬の使い方に関する知見も集まってくるということもできます。

すると勉強会や研究会に呼ばれることも増えますし、MRからも必要な文献などを探してもらったり提供してもらったりすることも増えていくのです。中には、このようなMRとのやり取りを煩わしいと感じる医師もいるかもしれません。文献は自分で調べればいいし、自分に必要な情報は自分で手に入れると考える医師もいると思います。

しかし、私はそうは考えません。私には待っている多くの患者がいますし、時間は1分1秒でも惜しいと考えています。ならば、有益な情報を持ってきてくれる有能なMRは私にとっては強力な助っ人と見ることもできると考えています。読みたい文献を自分自身が探して読むのと、製薬会社の人から提供されて読むのとで得られる知識の量が変わるわけではありません。ならば、私はMRにも助けてもらいながら知識を蓄えていって、その知識を一人でも多くの患者に活用するほうを優先したいと考えているのです。

このほかにもさらに広い意味でとらえれば、研究会や勉強会などで知り合った医療従事者も患者を中心につながっている相手ととらえることもできるはずです。研究会などは特定の患者を対象としたものではありませんが、皆患者を治療したい、患者の役に立ちたいという思いから集まって研鑽《けんさん》を積んでいる仲間たちだといえるからです。

階段を上り下りし、病気に立ち向かう姿を見せてくれたIさん

病気と闘うための情熱の持ち方を患者から教えてもらい、その患者を守るためにほかの医師と戦ったケースがあります。大学病院に勤めているときのケースですが、肺がんを患って入院してきたIさんがいました。大学病院時代から私は患者と話すことが大好きだったので、時間を見つけてはIさんのベッドサイドで「具合はどうですか」などと対話を重ねていました。そのたびにIさんは「絶対に病気を治したい。そのためにはどんな努力でもする」と、前向きな姿勢を見せてくれるのでした。

Iさんはがんを治すために手術を受けたくて入院したのですが、さまざまな検査をした

結果「体力が持たないだろうから手術をすることはできない」と外科に判断されてしまいました。この結果を聞いて、Ｉさんはがっくり肩を落としました。なぜなら、Ｉさんは手術を受けるために体力をつけようと、入院してからも毎日病院の階段を上り下りしていたからです。

私は、毎日階段を上り下りするＩさんのそのような地道な努力を知っていたので、がっかりするＩさんを見て、いても立ってもいられなくなりました。そこで、外科医に直談判をしに行きました。なんとかＩさんの望みをかなえてあげたいと思ったからです。

しかし、外科医の反応は「いったいなんの用があってここへ来たのですか」という素っ気ないものでした。外科医は「あの患者は手術の対象ではないからできません。あなたは手術のことを何も分かっていないから、あのような患者に手術をしてほしいと言っているのです」と強く私を批判するばかりで、私の言うことに耳を貸そうともしなかったのです。

それでも、私はさらに食い下がり、Ｉさんが手術のために体力をつけようと毎日階段を上り下りしていることを伝えました。そして外科医に、Ｉさんが階段を上り下りする様子を実際に見てほしい、と懇願したのです。

なんとしても引き下がらない私に困惑しつつ、外科医は「本当に階段を上り下りなどしているのですか？」と疑っている様子でした。そして長時間やり取りした末に、最終的に「見るだけならば……」と言ってIさんが階段でトレーニングしているところを実際に見てくれることになったのです。

Iさんは、外科医の前で毎日やっているように階段を上っていき、ゆっくりではあったものの最終的に8階まで上りきることができました。それを見た外科医は「手術のためにここまで努力をしているならば……」と言って手術することを承諾してくれたのです。

こうしてIさんは手術でがんを治療することになりました。やはり年齢的なものもあり術後のリハビリなどは苦労もしましたが、Iさんはリハビリにも頑張って取り組みました。そして何よりも手術を受けて、病気に積極的に立ち向かったことに本人が大いに満足して退院していったのです。その後ろ姿を見て、私自身も大いに勇気づけられることになりました。

患者のためにはほかの医師と戦うことも

Ｉさんのケースでは、病気に立ち向かう勇気と情熱、そして何があっても決して諦めない気持ちを教えてもらうことができました。そして同時に、Ｉさんのケースを通して私自身、必要であれば患者のためにほかの医師と戦うべきであるということも学んだのです。

ほかの医師と戦うという意味では、私の診療科とどうしてもぶつかりやすい診療科もあります。例えば、私は膠原病やリウマチなどの自己免疫疾患が専門なので、免疫抑制剤をよく使います。免疫抑制剤を使えば当然、患者の免疫力は低下しますから、がん細胞などが成長してしまうリスクもありますし、感染症にも弱くなります。そのため、がんの治療をしている診療科や肺炎など感染症の治療をしている診療科などは、私たちの診療科が免疫抑制剤を使うことを良しとしないことがあるのです。

このような医師の中には、自己免疫疾患をとにかく忌み嫌っていて、万が一にも免疫抑制剤を使用している患者が感染症になったりがんなどが進行してしまったりしたら、鬼の首を取ったように私たちを攻撃してくる人がいます。

しかし、これは非常に難しい問題です。リウマチを適切に治療しないで病状が進行してしまったら、骨や関節が破壊されてしまい、関節などが変形してしまうこともあります。そしてさらに関節の破壊が進んでいくと、患者は歩いたり入浴したりする際に介助が必要になるほか、家事や仕事ができなくなるなど、日常生活に大きな影響が出てしまうのです。

また、一度破壊されてしまった関節は、基本的には元には戻りません。だからこそ、できるだけ早期に診断し、適切な治療を行って病状をコントロールすることが重要になるわけです。つまり、私たちが免疫抑制剤を使うには、それだけの理由があって使っているのであって、漫然と使用しているわけでは決してないのです。

患者を最後まで責任を持って診る「覚悟」

このようなときは、免疫抑制剤を使うか使わないか、プロとプロの戦いのようになることもあります。こちらも膠原病のプロフェッショナルとして自分の治療に自信とプライドを持っていますし、相手側もまたその診療科のプロフェッショナルとして自分の治療に自信とプライドを持っているからです。

ここでは最終的にどのようにするのが患者にとってベストかということで、薬を使うべきか使わないべきかを判断することになりますが、私は以前ある著名な医師に言われた言葉が記憶に残っています。呼吸器の医師でしたが、彼は私に「最終的には、その患者を最後まで責任持って診るのは誰かということです。その患者の最後の最後まで責任を持って診る覚悟がある医師が、その患者にとってベストな選択を取るべきではないでしょうか」と言いました。

これは私もそのとおりだと思います。プロとして覚悟を持つということは非常に重要なことで、覚悟がある医師に診てもらうことこそが、患者にとって最も幸運な結果につながると思うからです。

私は、自分を批判してくれる人は、体に免疫力をつけるためのワクチンと同じだと考えています。ワクチンは、最終的に免疫力をつけて体を病気から守るために、あえて病原菌を体内に注入します。それによって一時的に熱が出たり副反応が起きたりすることはあるかもしれませんが、それを乗り越えた先には病気に強い体が手に入るのです。

自分を批判してくる人も、これと同じです。そういう人たちはあたかも毒素のように私自身を攻撃してきますが、その批判を乗り越えて患者の治療がうまくいったときは、私は医師としてさらに一歩成長できるのです。これは、病原菌の攻撃を乗り越えて強い体を手に入れる免疫獲得と同じだと私は思っています。

このように考えていくと、批判されることを必要以上に恐れたり、批判されることを避けたりするのは得策ではないことが分かります。批判なくして、成長もありません。このように思うからこそ、私は絶えず自分自身を他者の批判にさらされる状況に置いておきたいと思っています。多くの研究会などに出かけているのは、そのためでもあるのです。

研究会や勉強会で発言をしていれば、不勉強であればあっという間に周囲に不勉強であることがばれますし、反対にしっかり研鑽を重ねていれば、きちんと見てくれる人は正しく評価もしてくれます。すべての人から認められたり称賛されたりするなどということはあり得ませんし、そのような称賛は偽物だともいえるからです。

たとえ話で思わぬ誤解を呼んだJさんでの失敗

私自身、３つの力を磨いて今のように診療所の経営を安定させるようになるまでには、いくつもの失敗を繰り返してきました。例えば、私は患者に説明をするときに、よくたとえ話を使います。専門用語を使って医学の話を説明してもなかなか理解してもらえないことがあるため、できるだけ分かりやすくたとえ話を多用して説明をするようにしています。

しかし、このたとえ話で大失敗したことがありました。Ｊさんは、手足の痛みを訴えて私の診療所を受診しました。痛みの原因をさまざまに調べたところ、最終的に体の末端にあたる手足などに血行障害が起こる末梢循環不全であることが分かりました。

末梢循環不全は、手足の血管に動脈硬化などが起こることで狭くなったり詰まったりしてしまい、十分に血液が行き渡らなくなってしまう病気です。この病気になると、手足が冷たくなってしびれを感じ、一定の距離を歩くとふくらはぎなどに痛みを感じて、しばらく休むと楽になるという間欠性《かんけっせい》跛行《はこう》が起こります。また、手足の血行が悪くなることによって皮膚の色が白くなったり紫色になったりして、痛みやしびれを感じるレイノー現象が起こることもあります。

さまざまな検査からＪさんは末梢循環不全であることをつきとめた私は、本人にそのことを説明しました。すると驚くことにＪさんは、かたくなにその病気であることを受け入れようとしなかったのです。Ｊさんの言い分は「自分は冷え性ではないし、手足が冷たいと感じたこともない。その診断は間違っているのではないか」ということでした。言葉で説明しても納得してもらえないので、体の表面温度を測ることができるサーモグラフィーを使って手足が冷えていることを示しても、いっこうに認めようとしなかったのです。

そこで私がＪさんに対して使ったたとえ話は、社会主義を採用する某国の話でした。その国は、国の中央体制にいる人たちは食べたい物を食べて暖かい家に住み、豊かに暮らしています。その国の中央だけを見ていたら、決してその国が貧しいなどとは思わないはずです。これに対して、その国の中央から離れた農村部などでは、貧困が人々を支配しています。食べる物もなければ冬になれば厳しい寒さに耐えなければなりません。私は体の中心部は温かいものの、末端に行けば行くほど血流が悪くて冷えきっているＪさんの体を某国になぞらえてこう説明しました。

「あなたの体の中心は確かに温かいと思います。しかし、それは某国と同じようなものです。中心街は恵まれているから、暖かくて食べ物も豊富です。これに対して地方へ行けば、子どもたちは飢えと寒さで苦しんでいます。あなたの体で例えるならば、心臓に近い体の中心部は血液も豊富に流れていて温かいでしょう。しかし、中心部から離れた手足は地方の子どもたちと同様に、血流も少なくて寒さに凍えているのです」

するとJさんの表情がみるみるこわばっていきました。そして、たとえ話で納得するどころか、反対に憤慨して帰ってしまったのです。その翌日のこと、Jさんの家族がやって来て、ひどい勢いで私に文句を言ってきました。

家族によれば、Jさんはその日、診療所から帰ってきて泣きながら家族に訴えたそうです。その訴えた内容というのは「あなたは某国の暴君と同じだ。あなたは国民のことを考えない冷血な暴君と同じで、体のことをまったく考えていない」と診察室で医師に侮辱されたというものだったのです。その訴えを聞いた家族は激怒して私の診察室に入ってきて「病気で苦しむ患者のことをひどい言葉で侮辱するとは何事だ。それでも医師なのか！」

と怒鳴ったのです。

これには驚きました。某国の例を出したのは、Ｊさんの体の末端が冷えきっていることをなんとかして理解してもらいたくて、できるだけ分かりやすいたとえとして挙げた話のつもりでした。それが、まさかＪさん自身を暴君だと侮辱したようにとらえられるとは、私自身予想もしなかったからです。

Ｊさんからのクレームは、それだけではありませんでした。私の診療所の口コミにも「人のことを冷酷な人間だと言い放つ、ひどい医師だ。そんな医師のほうがよほど冷酷で、思いやりがない。二度とこの診療所には行かない」などとひどい内容を書かれたのです。

これ以降、たとえ話をするにしてもより一層慎重に言葉を選ぶようになりました。自分自身にまったくそのようなつもりがなくても、相手が完全に意図を取り違えて、誤解されてしまうことがあると分かったからです。

また、言葉選びだけではなく、患者に合わせてたとえ話を変えていくことも意識するようになりました。私の話に笑ってくれる患者であれば、少々突っ込んだたとえ話をすることもありますが、そうではない場合や相手との関係性ができていないときは、分かりやすいと思っても1％でも誤解される可能性がありそうなたとえ話はしないようになったのです。あるいは、患者に説明したあとに「このたとえ話で分かりましたか？」と確認することも増えました。多くの場合、患者は笑顔で私の話を理解したと言ってくれるのですが、きょとんとしている場合は誤解されていないかしっかり確認すべきだと思うようになったからです。

しかし、今ではこのような失敗談もすべては私自身が成長するための糧になったと考えています。それに、若い医師に何かを伝えるときなども、自分自身が失敗した体験を交えて伝えたほうが説得力を持つこともあるはずです。

批判されたときや怒られたとき、あるいは自分自身が失敗してしまったときに、「相手が理不尽だ」と思ってしまったら、その先に成長はありません。私は、そこで発想の転換が必要だと思います。「怒られた」のではなくて「教えてもらった」と考えてみたら、不愉快で理不尽な出来事も学びや成長につながるのです。

私はどのようなときも、このように考えてすべてのことを自分の成長のチャンスととらえてきました。怒られて、不愉快に感じただけでは怒られ損です。そうではなくて、すべてを成長のチャンスに変えてしまうのです。そのように自分自身の見方を変えることさえできれば、失敗の分だけ成長ができるはずだと私は思っています。

最後に医師を守ってくれるのは患者である

医師になって33年、開業して約20年が経過しましたが、つくづく感じるのは「医師と患者は合わせ鏡」ということです。これはもともと「夫婦は合わせ鏡」という言葉で、夫婦はまるで一対の鏡のように、相手は自分が持っている長所や短所を映してくれる鏡のような存在だという意味です。医師と患者は、協調し、共鳴し合って、互いにパワーやエネルギーを増幅させていく存在だと私は考えています。

患者に愛されるかかりつけ医になるためには、さまざまな努力が必要です。しかし忘れてはならないことは、患者から愛されるためには、まず自分自身が患者を愛さなければならないということです。つまり「汝、患者を愛せ」ということなのです。

さらにいえば、患者を愛し、患者とともに苦しみ、患者とともに歩む――。このような視点を忘れてはならないのだと私は考えています。

開業医は、患者と長く、直接関わることができる非常に魅力的な仕事です。もちろん、患者が来てくれるかどうか、経営がうまく成り立つかどうか、スタッフを上手にマネジメントできるかどうか、不安は尽きないと思います。しかし、最後はやる気次第です。やる気と情熱を失わなければ、そこに失敗はないのです。

私が恩師からもらった大好きな言葉に、このような言葉があります。

「最後にあなたを守ってくれるのは、患者ですよ」

今では、この言葉が真実だということをよく理解しています。最後に自分自身を評価してくれるのは、私が診てきた患者にほかなりません。また、患者さえ私を信頼してくれれば、地域に私の診療所がある意義は失われませんし、製薬会社や診療所のスタッフ、あるいは紹介先の医師も私から離れていくことはないのです。

だからこそ、最後に医師を守ってくれるのは、患者です。その患者に愛されるために、私が伝えた3つの力をぜひ自分のものにしてみてほしいと思います。

おわりに

患者の笑顔が見たい――、その思いで開業して気づけば約20年が経ちました。この20年間を思い返して、私の診療所がある町の風景も変わりましたし、職員の顔ぶれも一部変わりました。しかし、変わらないものもあります。それは、私の関わる患者を治したい、患者の役に立ちたいという情熱です。どのような困難にあったときでも、情熱を持って立ち向かえば、そこに道は拓けると信じてこれまでやってきました。

私自身、論文を書いたりするよりも一人でも多くの患者を診たいと思って独立開業しました。論文から得られるものは非常に多くありますが、実際の臨床の場で患者から得られる学びも極めて大きいと感じたのです。もちろん、開業した当初は不安もありました。組織を出たからには、もう誰からも守ってもらえません。患者をがっかりさせてしまうこともありましたし、自分自身の力不足を痛感したこともありました。

しかし、失敗をバネに少しずつ足りない部分を補って一歩一歩成長していったのです。

そして気づいたら朝から晩まで診療を続けるほど、多くの患者が来てくれる診療所をつくることができました。

このように、成功も失敗もすべて自分で引き受ける覚悟を持ったうえで努力を続けていくと、面白いことやうれしいことも起こってきます。例えば、一介の開業医にすぎない私が、製薬会社の勉強会やさまざまな研究会などに声をかけてもらえるようになったのです。

大きな病院の診療部長でもなければ大学教授などでもない私が勉強会や講演などに呼ばれる理由は、いくつかあると思います。その一つには、好奇心が旺盛で新しいことにチャレンジしようとする意欲が高いため、新薬が登場すると積極的に使っていることが挙げられます。新薬が出ると興味を持つ医師は多くいますが、慎重になってなかなか使おうとしないケースもあります。自分自身が理解していないものを使うのはためらわれますし、しばらく様子を見て問題がなさそうだと分かってから試してみようと考えるのだと思います。

これに対して私は、新しい薬が出てそれが患者のために役立つと思ったら積極的に使っていきます。もしも疑問があれば自分で文献を調べて確認し、患者に大きなメリットがあると判断されるなら、使うのをためらう理由などどこにもないからです。さらに、私のところには多くの患者が来ますから、新薬を使った症例も多く集まります。だからこそ、このような知見を話すことで、ほかの医師に私の知識を役立ててもらうこともできるのです。

あちこちから声をかけてもらった結果、私の診療所がある埼玉県で立ち上がったリウマチ研究会の立ち上げメンバーの一人に選んでもらうこともできました。私自身、これには驚きました。私には大学教授などの立派な肩書きがあるわけでもなければ、華々しい受賞歴などがあるわけでもないからです。

なんの肩書きもない私に声をかけてもらったのは、私の知識や経験が誰かの役に立っているからにほかならないと思います。私自身が学んできた経験や知識、ノウハウが他分野の医師などにも役立つと思ってもらえたから、多くのところから声をかけてもらっているのです。今でもさまざまな勉強会などに呼んでもらっていて、多い年では年間の講演回数は50～60回を数えています。

思いもかけない出来事やチャンスに恵まれるたびに、私はもっと努力してその結果を患者に還元していこうとやる気が湧いてきます。なぜなら私が得てきた知識や経験は、すべて患者から学んできたことばかりだからです。

今、毎日朝の6時半から夜の8時近くまで診療を続けていて、体の負担は大きいのかもしれませんが、不思議と疲れを感じることがありません。それどころか出張先などでふと時間が空いてしまうと、何かこの時間で患者のためにできることはないだろうかと考えて、文献を開いてしまうこともしばしばあります。

休む間もなく診療や学会、講演会などで全国を飛び回っていても疲れを感じないのは、何よりも私自身が楽しんでいるからだと思います。どれほど忙しくても、患者の診療という大好きなことをしている限り、私は疲れることはないのではないかと思うのです。

私は患者の笑顔を見たくて、患者に喜んでほしくて日々努力を続けていますが、私自身は極めてエゴイストでもあります。どういう意味かというと、患者を笑顔にすることを通して、最終的には私自身が笑顔になりたいと思っているからです。もしかしたら私は、目の前の患者を幸せにすることで、私自身も幸せになるために頑張っているのかもしれません。

しかし、必ずしもそれが間違っているとは思っていません。なぜなら、苦しんでいる医師に患者を幸せにすることはできないからです。医師自身が楽しんで、幸せな気持ちで患者に向き合うことによって、初めて患者を笑顔にできると私は確信しています。

私は、自分自身を名医だなどとは思っていません。しかし、名医になるための努力だけは続けたいと思っています。そのためには、何があっても患者に対する興味を持ち続けることをやめないこと、そして目の前に患者がいる限りはどのような困難があっても諦めないことが重要です。

もしも、開業したい、今よりもっと別の場所でチャレンジしてみたいと考えながら、さまざまな理由からそれをためらっている医師がいるのであれば、私は「ぜひ、チャレンジしてみてください」と伝えたいと思います。診療所を取り巻く環境がどれほど厳しくても、医師が患者に真摯に向き合い続けていれば、患者は決して医師を裏切ることはありません。それどころか、本書にも書いたように最後に医師を守ってくれるのは患者なのです。

本書を通して愛されるかかりつけ医とは何か、医師や患者に少しでも考えるヒントを与えることができればうれしく思います。

金子元英（かねこ・もとひで）

1966年埼玉県川口市生まれ。川崎医科大学卒業後、日本大学板橋病院内科入局（専門:膠原病、血液、呼吸器、免疫)。川口市立医療センター、さいたま市の三愛病院を経て、2004年に川口市にかねこ内科リウマチ科クリニックを開業。日本リウマチ学会認定専門医としてだけでなく、地域のかかりつけ医としても活躍している。

本書についての
ご意見・ご感想はコチラ

患者に愛される
開業医に必要な３つのチカラ

2024年6月26日　第1刷発行

著　者　　金子元英
発行人　　久保田貴幸

発行元　　株式会社 幻冬舎メディアコンサルティング
〒151-0051　東京都渋谷区千駄ヶ谷4-9-7
電話　03-5411-6440（編集）

発売元　　株式会社 幻冬舎
〒151-0051　東京都渋谷区千駄ヶ谷4-9-7
電話　03-5411-6222（営業）

印刷・製本　中央精版印刷株式会社
装　丁　　立石 愛

検印廃止

Printed in Japan
ISBN 978-4-344-94805-1 C2047
幻冬舎メディアコンサルティングＨＰ
https://www.gentosha-mc.com/